U0200129

近现代稀见中医著作集丛刊◎第二辑

熊惠生

医学经验录

熊惠生 著

王小岗 赵建南 校注

学苑出版社

图书在版编目（CIP）数据

熊惠生医学经验录/熊惠生著；王小岗，赵建南校注. —北京：学苑出版社，2022.2
（近现代稀见中医著作集丛刊）
ISBN 978-7-5077-6376-8

Ⅰ.①熊… Ⅱ.①熊…②王…③赵… Ⅲ.①中医临床-经验-中国-现代 Ⅳ.①R249.7

中国版本图书馆 CIP 数据核字（2022）第 026429 号

责任编辑：付国英
出版发行：学苑出版社
社　　　址：北京市丰台区南方庄 2 号院 1 号楼
邮政编码：100079
网　　　址：www.book001.com
电子信箱：xueyuanpress@163.com
电　　　话：010-67603091（总编室）、010-67601101（销售部）
印　刷　厂：廊坊市都印印刷有限公司
开本尺寸：880×1230　1/32
印　　　张：9.5
字　　　数：175 千字
版　　　次：2022 年 2 月第 1 版
印　　　次：2022 年 2 月第 1 次印刷
定　　　价：56.00 元

丛书编委会

名誉主编　粟德林

主　　编　庄扬名　杨　鑫

副主编　宋启明　钱益啸

编　　委　（以姓氏笔画为序）

　　　　　　王小岗　李晨东

　　　　　　罗建斐　金　钊

　　　　　　赵建南　黎润林

丛书总序

医案是中医基础理论与临证实践相结合的结晶，是历代医家传承学术与创新发展的载体。医案丰富的内涵折射出中医药先贤的学术特点、学术思想和学术成就。漫长的中医发展过程中，医案由简而全、由散而范，逐渐趋于完善，同时也反映出不同历史时期的科学发展和医家思想的活跃程度。

明代江瓘编著的《名医类案》12 卷，即是把明代以前的历代医家医案、经史百家中所载医案近 3000 例，以病证分为 205 门，以内科为主，兼及外、妇、五官各科。以姓名、年龄、体质、症状、诊断、治疗方药等的体例叙述，并多加注或按语，可谓开医案类书之先河，是中医第一部研究古代医案的专著。医案中所展现的精湛医术和治疗经验，精彩纷呈，为后世研究医家的学术思想脉络，留下了宝贵资料。

在西学东渐和社会大变局的冲击下，近现代中医药以"医乃仁术"的悬壶理念，大医精诚的业医精神，闯过艰难险阻，牢牢地扎根在神州大地，体现出中医群体极大的生命力。这一时期依然名医辈出，依然对医籍医案有深入的研究。如曹颖甫著《经方实验录》，徐衡之等编《宋元明清名医类案》，何廉臣著《全国名医验案类编》等。

现在，专业出版机构纷纷推出国医大师系列医籍医案图书，如《中国百年中医临床家丛书》《现代百名中医临床家丛书》等。这些国医大师，他们多是跨民国时期至中华人民共和国成立后的、省级以上的名老中医及全国老中医药专家学术经验继承工作前三批的指导老师（国家级名老中医）的一部分，总数不足300位，在中医长河中可谓是凤毛麟角。因此，对已有的名老中医医案要进行深入研究，点、校、注、按；对于尚没有出版的名老中医医籍医案深入挖掘、收集整理，发表出版势在必行；"高手在民间"，对于遗留下来，或在临床中仍在应用，或已近失传的医籍医案，当去粗取精、去伪存真，尽早整理使之面世。这是使我们的中医得以传承和发扬的主要举措。

《近现代稀见中医著作集丛刊》编辑组，"不忘初心，牢记使命"，沉下心来，为近现代名医医籍医案的补充、完善进行了不懈的努力，这对中医传承、创新、发展都具有重要的现实意义和深远的历史意义。本套丛书的出版，可提升阅读者的中医临床水平，开阔中医临床辨治的眼界，启迪中医临床研究的思路。

编辑组邀我为本丛书作序，不揣愚钝，而发管窥之见。

黑龙江中医药大学原校长

第二、四、五、六批全国老中医药专家

学术经验继承工作指导老师

栗德林

2021 年 2 月 28 日

前　言

熊惠生（1873～1960），江西新建县人。自幼多病，常咯血。甫 7 岁，其父忧虑其病，遂延知交梅岭道观长老来诊。诊毕，长老说："你若信得过，请把惠生交给我，10 年之后，保证将一个身强力壮、有文化、能医术之惠生还给你。"于是熊惠生拜长老为师，随长老在道观习文练武，兼读医书。历 10 载，熊惠生果然体魄健壮，能文能医。回家后应试入泮，为邑庠生，旋弃儒从医，业内、妇、儿科，60 余年行道于新建、南昌之间，医名甚著，深受病家赞誉。1954 年工作于江桥中医联合诊所，求诊者络绎不绝。

1958 年，熊惠生年逾 8 旬，新建县为了发掘老中医经验，由卫生局派专人对惠老行医资料进行整理，历时 3 个月，撰成《医学经验录》一书。该书内容包括证治概要、妇科辨论、病案记述等 3 部分，共计 20 万字。当时由县卫生局刊印。

《医学经验录》中收集了大量熊老的临床经验和临

证思想，具有极大临床指导价值。今将该书整理出版，与同道共享，不使宝珠蒙尘，亦为传承中医前辈经验尽一份绵薄之力。

编 者

2021 年 4 月

自　序

《内》《难》《伤寒论》《金匮》诸书，医界咸奉为导师。第著理虽深切，立方虽神奇，而人事递变，风气嬗易，岂能墨守成规，胶固不化？赖名贤代兴，会其通而神其变，细绎先圣之旨，搜索奥义之微，盐脑绞髓，立说著书，经翼纬训，昭示后学。于是后之任司命者，循其轨程，始有准则，外感内因，严加深究，七情六气，各明系统，每临一证，必先察天时之候，人体之强弱，而辨其在脏在腑，入经入络，气分血分，为表邪，为里证，理密法缜，丝丝入扣。此固先哲成书之善，而亦后贤广绍之功也。

惠生文化粗浅，对于医学理解，未得深明底蕴。而在党和政府英明领导之下，不觉茅塞顿开，敬悉毛主席训示昭昭，关怀民生，无微不至，重视祖国医学，有口皆碑，惠生虽年迈，而对党之中医政策，实铭感五衷矣。

此番深得熊振敏医师帮助，我有繁冗处，得以删改之，我有遗漏处，得以补充之。是书分为三编，自知多有缺点，尤其不够系统、全面，然老马识途，自当应尽其责，希同道不吝指示，严赐批评，是所盼祷。

一九五八年七月熊惠生

于新建县江桥联合诊所，时年八十五岁

目　录

第一编　证治概略

第一编　证治概略

一、六要

六要者，表里寒热虚实也。以表言之，乃风寒暑湿燥火感于外；以里言之，乃七情嗜欲食伤于内。寒者阴之类，或为内寒，或为外寒，寒者多虚而实者少。热者阳之类，或为内热，或为外热，热者多实而虚者少。虚是正气不足，内出之病多不足；实者是邪有余，外入之病多有余。

（一）表里

邪自外入，凡风寒暑湿燥火伤人者皆是。《内经》云："清风大来，燥之胜也，风木受邪，肝病生焉。热气大来，火之胜也，金燥受邪，肺病生焉。寒气大来，水之胜也，火气受邪，心病生焉。湿气大来，土之胜也，寒水受邪，肾病生焉。风气大来，木之胜也，土湿受邪，脾病生焉。"又曰："冬伤于寒，春必病温；春伤于风，夏生飧泄；夏伤于暑，秋必痎疟；秋伤于湿，冬必咳嗽。"凡此皆言外来之邪，而邪有阴阳之别，所伤亦各有不同。

化只阴阳二气，阳邪化热伤气，阴邪化寒伤形。伤气者，气通于鼻，鼻受无形之天气，而通于脏。故外受暑热，病发于中者，热邪伤气也。伤形者，形充乎血，血营于身，寒邪伤之，浅在皮肤，深入经络，邪来于外，热遏营卫，则为体痛、无汗、恶寒，是邪伤形也。经曰："寒则腠理闭，气不通。热则腠理开，营卫通，故汗出。"此寒热阴阳之辨。邪在表，不可攻里，恐里虚邪陷，漫无愈期。

里证者，病在脏也。凡病自内生，或因七情，或因劳倦，或因饮食所伤，或为酒色所困，皆为里证。若误将表作里治，或里作表治，最为大害，当详辨之。

身虽微热，濈濈然汗不止（漓流貌），及无身体酸痛拘急，脉不紧数者，非表也。身热不恶寒，反恶热，此绝无表邪，是阳明热盛于里，为里证也。

凡病表证而小便不利者，知邪已入里也。表证不罢，饮食不进，胸腹拒按者，此邪实于里也。若呕恶舌苦，心胸满闷，是表热传至胸中，渐入里也。烦躁不眠，燥渴谵语，肚腹下利者，都是邪热入里也。腹胀满喘，大便硬结，潮热斑黄，脉滑数实，此阳明胃腑里热，可下之。

七情内伤：过无喜者，伤心而气散，心气散者，收之养之。过于怒者，伤肝而气逆，肝气逆者，平之抑之。过于思者，伤脾而气结，脾气结者，温之豁之。过于忧者，伤肺而气沉，肺气沉者，举之舒之。过于恐者，伤肾而气怯，肾气怯者，壮之安之。

饮食内伤，气滞而积者，胃之实也，宜消之逐之。不能运化者，宜暖之助之。酒热伤阴，烦满而咳者，湿热为病也，宜清之泄之。酒湿伤阳，腹痛泄泻呕恶者，此寒湿为病，宜温之燥之。劳倦伤脾者，脾主四肢，必当调中气。

色欲伤肾，阳虚无火者，兼培元气。阴虚无火者，纯补真阴。痰饮为患，必有所本，治所从来，方为主治。若但治标，非良法也。

五脏若伤，本不易辨。若有诸中，必形于外。故肝病则目不能视而色青，心病则口不能言而色赤，脾病则舌不知味而色黄，肺病则鼻不闻香而色白，肾病则耳不闻声而色黑。

（二）寒热

寒热者，阴阳之化也。阴不足，则阳乘之而变为热。阳不足，则阴乘之而变为寒。故"阴胜则阳病"，阴胜为寒也。"阳胜则阴病"，阳胜为热也。热极而生寒，是热极而阳内陷，阴反外现也。寒极则生热，乃寒极而阴盛，阳行于外也。阳虚则外寒，寒必伤阳也。阴虚生内热，热必伤阴也。阳胜则外热，阳归阳分也。阴盛则内寒，阴归阴分也。

寒则伤形，形言表也。热则伤气，气言里也。故火旺之时，阳有余而热病生。水旺之时，阳不足而寒热起。人事之病由内，气交之病由外，寒热之表里当知，寒热之虚实不可不辨。

热在表者，为发热头痛，为丹肿斑黄，为揭去衣被，为诸痛疮疡。热在里者，为胀满瞀闷，为烦渴痞结，或喘急叫吼，或躁扰狂越。热在上者，为头疼目赤，为牙痛喉疮，为诸逆冲上，为喜冷舌黑。热在下者，为腰足疼痛，二便闭涩，或茎痛遗精，或溺赤便浊。

寒在表者，恶寒身痛，容颜青惨，及四肢寒厥。寒在里者，恶心呕吐，冷咽肠鸣，及心腹疼痛，喜热畏冷。寒在上膈，吞酸嗳腐，噎塞反胃，及饮食不化，喘腹吐秽。寒在下焦，清浊不分，腹痛飧泄，及阳痿遗精，膝胫寒冷。

真寒之脉，必迟弱无神；真热之脉，必滑数有力。

寒热有真假者，阴证似阳，阳证似阴。惟阴极反能发热，是内寒外热，即真寒假热也。阳极反能厥冷，乃内热外寒，即真热假寒也。假寒者，切忌温热。假热者，最忌寒凉。辨此之法，当以脉之虚实强弱为主。

假热是水极似火，凡病伤寒或杂病，其有素禀虚寒，偶感邪气而反发热者；有酒色过度受邪而反发热者；有七情过度受邪而反发热者，更有原非火证，误服寒凉而反发热者。

真寒本发热，而假热也发热，见证而赤烦躁，大便不通，小溲赤涩；或为气促，咽喉肿痛；或为身热，脉细躁疾。未免误认为热，妄投寒凉，下咽必毙。不知身虽热而里实寒，正是里寒格阳之证，乃阳虚不敛也。

故口虽干渴，不喜饮冷，即热饮亦不能多。或大便不实，或先便后溏，或小便短少，或水枯黄赤，或气短懒言，或神倦色黯，或起倒如狂，禁之则止（此虚狂也，自与登高骂詈者不同），或斑如蚊迹，淡红细碎（此虚斑也，自与热极紫块者不同）。

假热之脉，必沉细急疾，或豁大无神，此热越皮肤，寒在脏腑，所谓恶热非热，明是阴证也。似此内败真寒，不知求本，但知攻热，则无不速危矣。当以八味理阴回阳，四逆倍加附子，引火归原，使元阳渐回，则热必退脏，所谓"火极就燥"者是也。

经曰："身热脉数，按之不鼓击于指下者，此阴极格阳，非热也。"仲景治少阴证发狂者，四逆加猪胆汁人尿，以平格阳之气。东垣治面赤目赤，躁烦欲饮，脉七八至，按之则散者，此无根之火，当以姜附汤加人参，以补摄元气。外台秘要以阴盛格阳为阴躁，欲坐井中，宜以温热治之。

假寒者，火极似水也。如伤寒热甚，先于汗下，致阳邪亢极，热伏于内，自阳入阴，其初身热，渐至发厥，神智昏沉，或时畏寒，此真寒本畏寒；热亦畏寒。热深厥深，是热极反兼寒化也，必声壮气粗，形强有力，唇焦舌黑，烦躁欲冷，小便赤涩，大便秘结，或热结旁流，下利清水，仍有燥屎，及失气极臭者，非寒也。脉必滑数有力，是实热内结，宜承气汤。心烦潮热者，大柴胡汤。有热无结，自汗烦渴，脉洪有力者，宜白虎汤。

杂病假寒，必时栗畏寒，口渴饮水，此热极于内，阳气不伸，正寒在皮肤，热在脏腑也。所谓恶寒非寒，明是热证，故饮冷便结，溺涩口臭，躁搅不安，脉必滑数有力，当以凉膈加连，清热存阴。内热既除，则假寒退，所谓"水流就湿"者是也。经曰："身热厥冷，脉鼓击于指下者，此阳极似阴，非寒也"。

（三）虚实

虚实者，有余不足也。有表里之虚实，气血之虚实，脏腑之虚实，阴阳之虚实。

凡外入之病多有余，内出之病多不起。实言邪气，当泻。虚言正气，当补。欲明虚实，当知根本。夫病邪之实，固可为虑，而元气之虚，更属可虞。诊病之法，先以元气为主，而后求病之深浅。

若实而误补，不过增病，增病者，随可解救。倘虚而妄攻，必至脱元，不可生矣。总之，虚实之要，莫逃乎脉。如脉之真有力，真有神，主是真实证。脉之假有力，假有神，便是假实证。矧脉之无神无力，以至全无神、全无力者，其虚象更明也。

表实者，发热身痛，恶寒鼓颔，或恶寒揭衣，扬手掷足，寒来于表者无汗，火结于内者有疡。走注红痛，知营卫之有热，拘急疼酸，知经络之有寒，里实者为痛胀，为痞坚，结胸喘满，为烦躁懊侬。或气血积聚，结滞腹中不散。或寒邪热毒，深留脏腑难消。阳实者多实严寒；气实者气必喘粗，多痛且坚。心实多言多笑，小便黄赤涩少。肝实多怒，小腹两胁疼痛。脾实痞满腹胀，气闭身重。肺实喘满多痰，胸满气逆。肾实气壅窍闭，二便痛涩。

表虚多汗战栗，怯寒耳聋，眩晕羞明，或肢体麻木，举动不胜烦劳。或皮毛枯槁，肌肉日渐消瘦，或颜色憔悴；或神气索然，或里虚心怯，心跳多惊；或津液内竭，神智不宁；或饥不欲食，渴不喜冷；或畏明张目，恶闻人声；或饮食难化，时多呕恶；或气虚中满，二便不利；或遗精而溲溺不禁，或泄泻而脱出肛门。女子血枯经闭，胎多下堕；带下赤白，崩漏癃淋。

阳虚者，火虚也。为神气不足，眼黑头晕，咳嗽吐沫，必多寒而畏寒。

阴虚者，水虚也。为骨蒸劳热，亡血戴阳，干咳失精，必多热而畏热。

气虚者，气短似喘，声音低怯。血虚者，肌肤干涩，筋脉拘挛。心虚则精神惨怛，意志怯虑，多悲愁不乐。肝虚则目眈眈无所见，善恐，阴缩筋挛。脾虚则四肢不为我用，饮食不润肌肤。肺虚神少息微，皮毛枯涩少泽。肾虚二便不禁，夜多梦泄遗精。

虚者宜补，实者宜泻。然虚中复有实，实中复有虚，故至虚有盛候，大实有羸状也。

如病起七表，或饥饱劳倦，或酒色所困，或先天不足每多身热便闭，虚狂胀满，戴阳假斑，证似有余，实由不足，又如外感未除，留伏经络，饮食不消，积聚脏腑。或郁结逆气，凝而不散；顽痰瘀血，有所留脏；病魔至羸，似乎不足；不知根本未除，实非虚证也。

经曰"无实实，无虚虚"，乃谓损不足而益有余也。

虚证宜补，实证宜泻，尽人皆知。若人虚而邪深难出，又有人已虚而外邪尚伏，种种不同。若纯用补，则邪气益固；纯用攻，则正气随脱。此病未愈，彼病益深，古方所以有攻补同用之法。或有疑之者，以两药性异，一水同煎，使其相制，则攻者不攻，补者不补，不如勿服。若或两煎不相约制，分途而往，则或反补其所当攻，攻其所当补，不惟无益，反而有害，是不可不虑也。其实不然。

盖药之性，各尽其能，攻者必攻强，补者必补弱，犹掘坎于地，水从高而流下，必先盈坎而后进，必不向高处流也。如大黄与人参同用，大黄自能逐去坚积，决不反伤正气。人参自能充益正气，决不反补邪气。

古人制方之法，分经别脏，有神明之道焉。如治疟之小柴胡汤，其寒热往来，乃邪在少阳，木邪侮土，中宫无主，故寒热无定。于是用柴胡驱少阳之邪，而柴胡必不犯脾胃也；用人参以健中宫之气，人参必不入肝胆；则少阳之邪自去，而中宫之气自旺，二药各归本经也。以是类推，无不尽然。

试以神农诸药主治之法细求之，自无不得矣。若遇病情稍异，非顾此失彼，即浮泛游移，无往非棘手之病矣。

二、论治片段

（一）五方异治

人禀天地之气而生，故其气体随地不同。西北之人气深而厚，受风寒难于透出，宜疏散重剂。东南之人气浮而薄，凡遇风寒，易于疏泄，宜疏通轻剂。又西北地寒，当用温热之药，然或邪蕴于中，而内反其热，则用辛寒为宜。东南地湿，当用清凉之品，然或气邪随散，则易于亡阳，又当用辛温为宜。

至于交广之地，则汗出无度，亡阳尤易，附桂为常用之品。若中州之卑湿，山陕之高燥，皆当随地制宜。

故入其境，必问水土风俗而调之，不但各省有异，即一县之中，其气有迥殊者，且有所产之物，所出之泉，皆能致病者，当地人皆有特效之方，医者宜详考之。若恃己之能，执己之见，治竟无功，则反为人所窃笑耳。

（二）病同因别

凡人之所苦谓之病，所以致病者谓之因。如同一身热也，有风有寒，有痰有食，有阴虚火升，有郁怒、忧思、劳怯、虫病，此皆谓之因。知其因，不得专以寒凉治热矣。盖热同，而所以发热者不同，则药亦迥异。凡病之因不同，而治法各别者尽然，故一病而治法多端矣。

况一病又非一病，必有其兼证焉。如身热而腹痛，则腹痛又为一证，而腹痛之因又复不同，有与身热相合者，有与身热各别者。如感寒而身热，其腹因寒而痛，此相合者也。如身热而不寒，其腹痛则由伤食而起，必须区别者也。又必审其伤食所由，则以何药消之。其立方之法，必切中二者之病原，而后定方，则一药而两病俱安矣。若不问本病何因，及兼证何因，徒曰某病以某方治之，投之或愈，或不愈，或反增其病。是必自疑曰，何以治彼病见效，而治此病不效乎？并前此之何以得愈，亦不知也。

（三）病与症不同

人受病，总之是一病也，但一病有数症。例如太阳伤风，是病也，其中有恶风、身热、自汗等，可说是症。两下合有，方为太阳病，可谓太阳本证也。倘兼泄泻，不能睡，或心烦，或痞闷，则为太阳之兼证。往来寒热，疟之本病也。呕吐、畏风、口苦，是兼证也，合而有之，即谓之疟，此固疟之本病。若兼头痛、腹胀满、咳逆、便闭等，则又为疟之兼证矣。若又下利，一日数行，则又不得谓之兼证，可说是兼病矣，盖疟为一病也。

其他诸病，各有本病，亦各有兼证。以此类推，病与证之分并，何啻千万，不可不分其端，而辨其绪也。

（四）亡阴亡阳

经云："夺血者无汗，夺汗才无血。"血属阴，是汗多为亡阴也。故止汗之法，必用凉血敛肺之药。何也，心主血，汗乃心之液，故当清心火。汗必从皮毛出，肺主皮毛，知又当敛肺气，此正治也。

惟汗出太多，则阴气上竭，而肾中龙雷之火，随水而上，若以寒凉折之，其火愈炽。惟用大剂参附，佐以咸降之品，如童便牡蛎之类，冷饮一碗，直达下焦，引真阳下降，则龙雷之火，反乎其位，而汗随止。此与亡阴之大汗，大相悬绝。故亡阴亡阳，其治法截然，而机转在顷刻。

当阳气之未动也，以阴药止汗；及阳气之既动也，以阳药止汗。而龙骨、牡蛎、黄芪、五味收涩，则两方皆可随宜用之。

若能于亡阳亡阴分其界限，则用药似有把握。亡阴亡阳之辨法若何？亡阴之汗身畏热、手足温、肌热、汗亦热、口渴、喜冷饮、气粗、脉洪实，此其验也。

亡阳之汗，身反恶寒、手足冷、肌凉汗冷、口不渴、喜热饮、气微、脉浮数而空，此其验也。

至于寻常之止热汗、自汗，不与此同论。

（五）伤风难治概括

凡偶感风寒，头痛、发热、咳嗽、涕出，俗语谓之伤风，乃时行之杂感也。盖伤风之疾，由皮毛入肺，肺为娇脏，寒热皆所不宜。太寒则邪气凝而不出，太热则火烁金而动血，太润则生痰饮，太燥则耗精液，太泄则汗出阳虚，太涩则气闭而邪结。若视为微病，不避风寒，不慎饮食，经年累月，病机日深，或成血证，或成哮喘，或成怯弱。谚云"伤风不醒变成痨"，至言也。

然则治之如何？一驱风，苏叶荆芥之类；二消痰，半夏贝母之类；三降气，苏子前胡之类；四和营卫，桂枝白芍之类；五润津液，蒌仁元参之类；六养血，当归阿胶之类；七清火，黄芩山栀之类；八理肺，桑皮牛子之类。八者随其证之轻重而加减之，更加以避风寒，戒辛酸，则庶可渐愈。

若用升提辛燥之品，如桔梗川姜之类，酸如五味子之类，见血随用麦冬以实其肺，未有不成痨者也。

（六）伤寒与温病

伤寒与温热，有霄壤之隔，所云奈何？夫伤寒必有感冒之因，衣单风露，或冒雨入水，或临风脱衣，或当风洗浴，随觉肌肤寒栗，继而四肢拘急，恶风畏寒，然后身疼头痛，发热恶寒，脉浮而数。脉紧无汗为伤寒，脉缓有汗为伤风。

温病初起，原非感冒之因。忽觉凛凛，以后似热而不恶寒，然亦有因所触而发者，或饥饱劳碌，或焦思气郁，皆能触动其邪而发病，然不因所触者居多。

伤寒投剂可一汗而解，温病发散，虽汗不解。伤寒不传染于人，温病能传染于人。伤寒之邪自毫窍而入，温病之邪自口鼻而入，伤寒感而即发，温病感之而后发。伤寒汗解在前，温病汗解在后。伤寒投剂可使立汗，温病汗解，俟其内情汗出，自然不可以期。伤寒解以发汗，温病解以战汗。伤寒发斑则病笃，温病发斑为外解。伤寒邪感在经，以经传经；温病以邪在内，内溢于经，经不自传。伤寒感发甚暴，温病多有缠绵，二三日或渐加重。伤寒初起以发表为先，温病初起以疏利为主。种种不同。其所同者，伤寒温病皆能传胃，至是同归于一，故用承气辈，导邪而出。

要知伤寒温病，始异而终同也。夫伤寒之邪，自肌表一径传里，如浮云之过太阳，原无根蒂；惟其传法始终有进无退，故下后均能脱然而愈。温病之邪，始则匿于膜原，根深蒂固，发时与营卫交并，客邪经由营卫，未有不为其所伤者。因其伤，故以名溃。其不溃则不能传，不传则邪不能出，邪不出而病不瘳。

然温病多有未能顿解者何也？盖温病每有表里分传者，其向外传，则邪留肌肉；其向内传，则邪于胃腑。邪留于胃，故里气结滞；里气结，表气因而不通。于是肌肉之邪，不能即达肤表。下后里气一通。表气亦顺，而郁于肌表之邪，方能透达于肌表，或斑或汗，然后脱然而愈。

伤寒下后无此法，虽曰终同，及细较之，崦终又不同者也。

三、少阴伤寒分析

少阴病有表里两证，表证里虚挟表，即少阴与太阳同病，其中分表实与表虚。里证有阳虚阴亏及阴阳两亏之别，宜细辨之。

少阴表证中之表实者，如麻黄细辛附子汤证和麻黄附子甘草汤证。表虚者，如桂枝加附子汤证，和桂枝去芍药加附子汤证。

麻黄细辛附子汤证，麻黄附子甘草汤证，两者可言之为少阴直中伤寒，兼太阳表实所致，惟前证较后证为重，都以发热、恶寒、无汗、脉沉为主证。然初发病时，因表邪方盛，里虚未甚，其症必发热较高、脉必沉紧，故宜用麻黄细辛附子汤，一则用附子以扶阳固本，二则用麻黄细辛以发汗，是少阴汗剂之重者。若病至二三日，因表邪渐盛，而里虚较甚，其症必发热轻微，脉沉中兼缓，但必不微（如现沉微，则属四逆汤证），故用麻黄附子甘草汤，一则用附子以扶阳固本，再则用麻黄配甘草以微汗，是少阴汗剂之轻者。

少阴里证有阳虚阴亏和阴阳两亏之不同，少阴虚中有纯虚和挟水之别。而纯虚之中，又有阳气衰微、外越格阳及滑脱之分。阳气衰微如四逆汤证和附子汤证，阳气滑脱如桃花汤证、赤石脂禹余粮汤证和禹余粮丸等。至于阳虚挟水，则有茯苓四逆汤证和真武汤证。

《伤寒论》云："少阴之为病，脉微细，但欲寐。"是包括少阴寒热两证而言。少阴主心肾，心属火而肾属水，健康之人，由于心肾相交，水火既济，阴阳调和，故能形神安定。若少阴有病，而阴阳不和，或因阳盛阴虚，水从火化，而为少阴热证。或因阴盛阳虚，火从水化。而为少阴寒证。

少阴寒证之所以现"脉微细。但欲寐"者，乃脉微细是气不足，气不足，则无以充养头脑，故现神倦欲睡貌。然则少阴热证为何亦现"脉微细，但欲寐"乎？乃脉细是血不足，血不足则无以充血脉，脉中血少，故脉细小也。

少阴寒证欲寐，乃神疲之欲寐，必脉见安静，多现神智清明，无热身寒，甚至肢厥、口不渴、小便白、舌淡、脉微等证。

少阴热证欲寐，乃神昏之欲寐，必欲寐而烦扰不安，且多现神智不清，甚至谵语、身热不寒、口渴、溲赤、舌绛、脉细等证。

四逆汤（附子、甘草、干姜）

具有扶阳经作用，为少阴里寒之主方，所谓四逆，是指四肢厥逆而言。

四肢厥证分寒厥和热厥。热厥以厥而手足指甲见紫，手足心热、唇紫等为主证，并多兼身热、烦渴、谵语、便闭、腹满疼痛拒按、苔黄或黑、脉滑数或沉实、沉伏等证，宜用白虎汤或大承气汤主治，此属阳明病。

至于四肢厥逆而泄利下重，乃木郁土中所以致，是四逆散（柴胡、芍药、枳实、甘草）证，亦属热厥范围。

寒厥以手足指甲青、手足心冷、唇青等为主证，并多兼无热身寒、口不渴、下利清谷、舌苔淡白、脉沉微等症，宜用四逆散主治，此属少阴病。

四逆加人参汤

即四逆汤加人参，功具扶阳益气，虽与四逆汤同属温补法，但四逆汤偏重于温，四逆加人参汤则温补并重。因此，四逆加人参汤证，较之四逆汤证为尤重。如伤寒论云："恶寒、脉微细而复利，利止，亡血也，四逆加人参汤主之。"既有恶寒脉微亡阳证，又有下利太过，以致利止，是无可利而利自止也。亡血者，乃亡津液之义。可见少阴虚极，故须在四逆汤中加人参，以益气生血。

附子汤证

少阴直中伤寒，虽现身体痛、骨节痛、背恶寒，口中和、脉沉微等证，直用附子汤主治。身体痛、骨节痛是因表寒收引筋脉所致。背恶寒，是因太阳寒盛，而少阴阳虚所致。此所谓背恶寒，实包括通身怯寒在内，惟背部怯寒尤甚也。虽背部属太阳部位，而太阳底面是少阴经，手少阴心居胸背之间，足少阴肾气循督脉上背。如果少阴阳虚已甚，则除通身怯寒外，其背部必更觉怕冷。手足寒，脉沉微者，是因少阴阳虚，不能鼓动血行而充达四肢。口中和者，是言口中不干燥，淡然无味。

附子汤中用扶阳之附子为主，用量倍于四逆等方，佐以人参、术、苓等益气，遂成温补少阴之峻剂。至于方中有芍药者，一为少阴阳虚已极，在大剂温补中兼用芍药收敛阳气，防止阴盛格阳；二为本证有体痛、骨节痛，兼用芍药和营止痛。

甘草附子汤证

本证是因太阳证误治，邪随少阴所致。从其现症脉沉微、昼日烦躁不得眠、夜间安静，身无大热等证观之，可见少阴阴寒大盛，而阳难以内守，已呈格阳现象。因其烦躁身热与脉沉微同时并见，表明脉沉微是阴盛于内，而烦躁身热是格阳于外。至于烦躁昼作夜止，乃昼属阳，夜属阴，烦躁与阴阳相争也。无论烦躁属阳盛抑属阴盛，而本证乃由阴寒太盛。体内阳气衰微，必得体外昼间阳气相助，方能有力与阴相争，是以昼作夜止。

柯韵伯分析干姜附子汤云："故用干姜附子回阳以配阴，姜附者，阳中之阳也，生用则力更锐，不加甘草则势更猛，比之四逆汤更峻，救其相离，故当急也。"

白通汤证

白通加猪胆汤证，是阴盛格阳所致，故现肢厥，脉微、下利、干呕、心烦，由此表明阴盛于内，而格阳于上。正因格阳证是阴盛于内，格阳于上（或外），阴阳相离所致，故治法除应峻温以化阴寒外，仍须交通阴阳，使之离而合，方可转危为安。

白通汤（附子、干姜、葱白）既用姜附峻温扶阳，又用葱白交通阴阳，故能主治本证。倘若寒极格热，服药即吐，当用白通加猪胆汤，即白通汤加猪胆汁、人尿。盖于白通汤中加用咸寒之人尿，和苦寒之猪胆汁反佐之，方能收效。

为何言之"反佐"？如王太仆云："寒与热背，热与寒违，微小之热，为寒所折，微小之冷，为热所消。大寒大热，必然与违性者争，为异气者格，是以圣人反其佐，以同其气，令声应气求也"。此本内经"从者反治"之治疗方法。

通脉四逆汤证、通脉四逆加猪胆汤证

本证亦为阴盛格阳所致。阴盛于内，故现汗出、肢厥而拘急，脉微欲绝，下利清谷或腹痛等症。又因格于阳上（或外），故现面赤、干呕、咽痛、身热、不恶寒等症。所以宜用通脉四逆汤（附子、干姜、甘草）大剂温补，以挽飞越于上与外之微阳。

本方即四逆汤，但用量则此重而彼轻。根据各注意见解，谓本方必有人参葱白，如柯韵伯云："人参可通血脉，安有脉微欲绝而不用者？旧本乃于方后加葱，利止脉不出者加参，岂非抄录者之失，而蛇足于加法乎？"李赞文亦有言："加参方名通脉"。此言之理当。

综观干姜附子汤、四逆汤、通脉四逆汤等证，四逆汤证虽属阴盛阳衰，但阳气尚能内守，故用姜附扶阳，必配甘草以缓其猛烈之性。干姜附子汤证则与白通汤证、通脉四逆证同属格阳证，皆因阴寒太盛，而微阳不能内守，然干姜附子汤证较轻于白通汤证，而白通汤证较轻于通脉四逆汤证，同中稍异。

桃花汤证

下利脓血症，有实热和虚寒之分。实热者多兼身

热、烦躁、舌绛、脉数有力等症，治以清法为主。虚寒者，多兼无热身寒、舌淡、脉数无力，甚至肢厥脉微等证，治以温法为主。

桃花汤所主治下利脓血，属虚寒证。因少阴病至二三日乃至四五日而现下利不止、便脓血、腹痛、小便不利等症，已有滑脱现象，少阴虚寒，甚明显矣。

桃花汤（赤石脂、干姜、粳米）中重用赤石脂，以固脱为主，并用辛热之姜，温化里寒，佐以粳米，补养里虚。全方药谨三味，实具温补固涩之功。

赤石脂禹余粮汤证

本证是几经误下，大伤阳气所致，故呈下利不止之滑脱现象。方中赤石脂、禹余粮具有固涩作用，故能主治下焦脱证。伤寒论治疗下利证有泻心、理中、固涩、渗利等法，病在中焦寒热互结、虚实夹杂，证现心下痞满、呕利肠鸣者，宜用泻心法，如半夏泻心汤等。纯属虚寒，证现下利滑脱不止者，宜固涩法，如赤石脂禹余粮汤等。证现下利不止，而小便不利，用固涩法不效者，宜渗利法，如五苓散等。

禹余粮丸证

禹余粮丸主治汗家重发汗，心恍惚心乱，小便已阴痛等证。汗家阳气素虚，虽在有表证时，不可用麻黄汤发汗，有使阳气散脱之虞。本证恍惚心乱，是心阳已有虚脱之势。小便已阴痛，是肾阳衰微，内寒收引阴筋之象，乃属少阴虚寒证。因此，本证治法必须大补固脱，诚如喻嘉言所云"此病在气分，宜于涩以固脱之外，大补阳气则当矣"。禹余粮丸方虽失传，但从禹余粮主药审察之，已符本证治法，即涩以固脱之原则，并可推知本方必配有大补阳气和人参附子之类药品在内。

古本伤寒论禹余粮丸，为禹余粮、人参、附子、五味、茯苓、干姜等六味，甚为合理，可供参考。

茯苓四逆汤证

本证烦躁，是太阳病误治，而邪陷少阴所致。凡病经误下误汗而发生烦躁者，多属虚证。但烦躁虚证有阳虚和阴虚之别，误治亡阴则火旺，其证必烦躁而身热、舌绛、脉细弦数。误治亡阳，阳衰则阴盛，其证必烦躁而肢厥、舌淡、脉沉微。茯苓四逆汤证条所记述之烦躁症候虽不完备，但从方测证，必属误治亡阳所致，是则本证除烦躁外，可能尚兼肢厥脉微等。此外，或有心下悸、小便不利等证。何以言之？因茯苓四逆汤中重用茯苓利水为主，并附温经之人参、附子、干姜、甘草等，乃一具有利水扶阳之方剂也。

真武汤证

真武汤所治之头眩、身瞤动、振振欲擗地、心下悸、小便利、四肢沉重疼痛、脉沉微，或兼咳嗽等证，是因少阴阳虚阴盛，水气泛滥所致。"真武"是北方神名，有治水之含义。

本方茯苓、生姜、附子、白术、芍药中，用苓、姜、术、附利水扶阳为主，兼用收敛之芍药以防阴盛格阳，故能主治本证。至于本证有兼发热者，乃表邪未尽所致，但因少阴阳虚已甚，水气泛滥为患，已呈现悸、眩、瞤、振之险象，可见里证急于表证，故仍以真武汤为主。

少阴阴虚证以心中烦、不眠之黄连阿胶证，咽痛之猪肤汤证、甘草汤证、桔梗汤证为主要。至于苦酒汤证、半夏散及汤证之咽痛，应属少阴寒证，今附于此，以便对照。

黄连阿胶汤证

黄连阿胶汤所主治之心中烦、不得卧证，乃少阴阳盛阴虚，水从火化所致，并可推知必尚有舌绛、脉细弦数等症。

本方黄连黄芩阿胶芍药鸡子黄中，用黄连黄芩以清火，阿胶芍药以滋水，鸡子黄镇心宁神，故能主治本证。

少阴咽痛分寒热二证，柯韵伯云："少阴之脉循喉咙、挟舌本，故有咽痛证。"若因他证而咽痛者，不必治其咽。如脉阴阳俱紧，及汗出而吐利者，此亡阴也，只回其阳，则吐利止而咽痛自除。如下利而胸满心烦者，是下焦虚而上焦热也，升水降火，上下调和，而咽痛自止。若无他证，而但咽痛者，又有寒热之辨，见于二三日则阴火上冲，可与甘草汤，甘凉泻火，以缓其热。不瘥者，配以桔梗兼辛以散之，所谓"奇之不去而偶之"也。若其阴盛似阳，恶寒而欲吐者，非甘桔汤所能疗，当用半夏之辛温，散其上逆之邪；桂枝之甘温，散其阴寒之气；缓以甘草之甘平，和以自饮之谷味，或为散，或为汤，随病之意也。

章虚谷有云："咽痛必有虚实迥殊。"其喉不甚红肿，而帝中下垂者，肾经虚火，用猪肤等法。倘已服凉泻而痛甚者，须附桂八味丸，引火归原。若喉赤肿，其帝中或曲而缩者，风火闭于肺胃，用麻葛大发其汗，佐黄芩泻火。

猪肤汤证，是因少阴水亏火旺所致，故现咽痛、胸满、心烦、下利等证，其脉必细弦而数，舌必绛。

本方猪肤、白蜜、白粉中、猪肤和白粉，诸说不一。但多数认为猪肤即猪之皮肤，即肉近外多脂者。白粉，即米粉。猪肤配合白蜜和白粉，具清润滋养作用，以治水亏火旺之少阴咽痛，甚为适宜。

若只见咽痛，而不兼胸满、心烦、下利等证，仅病在上焦，而未涉及中下焦，可先用甘草汤（甘草）甘凉缓解。如不效，则用桔梗汤（甘草桔梗）辛凉宣清，此皆少阴热证咽痛。

苦酒、半夏、鸡子白所主治之咽痛、生疮、不能言，是属少阴寒证。李东垣有云，大抵少阴多咽痛咽伤之证，古方用醋煮鸡子，主治咽喉失音，取其酸收，固所宜也。半夏辛燥，何以用之？盖少阴务寒证，取其辛能发散，一发一敛，兼有理咽之功也。半夏散及汤（半夏、桂枝、甘草）所主治之咽痛，亦属少阴寒证，唐容川云："此言外感风寒，容于会厌，干少阴而咽痛。"喉间兼发红色，并有痰涎，声音嘶破，咽喉频痛，即仲景半夏汤及散之意，均属少阴寒证咽痛。

总之，凡属少阴咽痛，甘不缓者，必辛以散之。寒不除者，必温以发之。咽痛轻者不必肿，故但咽痛而不肿者，宜甘草汤。咽痛且肿者，宜桔梗汤。不但肿痛，且有痰涎，咽中服寒凉药无效或加甚者，宜用半夏汤。一般多用汤剂，不用散剂。其不能言语者，用苦酒汤。

阴阳两虚证

少阴阴阳两虚证，有炙甘草汤证，芍药甘草附子汤证等。

炙甘草汤（炙甘草、人参、桂枝、生姜、大枣、生地、阿胶、麦冬、麻仁）所主治之脉结代、心悸动证，是因少阴阴阳两虚所致。凡脉有歇止，其止有定数者名代脉。其止无定数者，分为两种，即数中一止名促，迟中一止名结。促、结两脉，有主虚，亦有主实。代脉则多绝症。故促结多为可治，而代脉则一般成难证矣。

本证脉代、结，当是或现结，或现代，并非结代同现。结代脉与心悸同时发生，可见少阴血气虚极，精力不继。炙甘草汤中既用参、桂、姜、枣等扶阳益气。复用胶、地、麦、麻等滋阴养血，故能主治本证。

吴鞠通认为加减复脉汤以主治下焦伤阴温病，复其津液，阴复则阳留，庶可有济。去参桂姜枣之补阳，加芍救三阴之阴，故云加减复脉汤。

古书伤于寒之结、代，取参、桂、姜、枣，复脉中之阳。今治温者之阳亢阴竭，不得再补其阳也。循古法而不拘用古方，是在医者代而裁之也。

芍药甘草附子汤证

本证是少阴阴阳两虚所致。芍药甘草，酸甘以补阴；附子甘草，辛甘以补阳。附子性猛，得甘草而缓；芍药性寒，得附子而和。且芍药甘草汤治挛急，因其阴虚也，此则阴阳俱虚，故加附子。发汗而病不解，反恶寒者，虚故也。是恶寒者，附子主之，而芍药甘草汤则无主证也。

芍药甘草汤证足挛急，因水亏木旺，此汤具有滋水涵木、柔养筋脉作用，故能主治足挛急也。

以上四逆加人参汤证、干姜附子汤证、白通汤证、通脉四逆汤证、茯苓四逆汤证、赤石脂禹余粮汤证、禹余粮丸证、炙甘草汤证、芍药甘草附子汤证、芍药甘草汤证，均列在少阴，因病机重心在少阴也。

四、温病概略

温病者，春令温暖，腠理开泄，或引动伏邪，或乍感异气，当春发为温病。此由冬藏不密，肾阴下亏，虚阳为寒气所遏，陷入阴中，至春里气大泄，水火燔昌，证现壮热、不恶寒、烦渴、舌燥、脉数甚，右倍于左，经所谓"冬不藏精，春必病温"也。喻嘉言释"精"字为房劳；吴鞠通谓"有动于中，必摇其精"。此与伤寒脉浮紧者异，乃邪由内达外，最忌发汗，宜辛凉解表，如葱白香豉汤，苦寒泄热，如黄芩汤等。盖里气一通，自然作汗也。

若舌干便秘，用凉膈散；协热下利（按此与伤寒协热下利不同。伤寒协热下利，由误下失表而里虚；温病协热下利，乃伤阴所致；治法亦殊），葛根芩连汤；咽痛，甘桔汤；心烦，黄连阿胶汤。皆由热邪内发，无表证也。

倘从口鼻吸入而病温者，异气所感，邪由上受，首先犯肺，逆心包，或留三焦。若伤肺，则胸满气窒，宜辛凉轻剂，如杏仁、桔梗、栝蒌、栀子、枳壳、连翘等。挟风加薄荷、牛子，挟湿加芦根、滑石。或透湿于下，或渗湿于下，俾风湿不与热相搏，庶不贻风温、湿温之患，辛凉祛风，甘淡渗湿，热势不解，则入心营，而血液受劫，咽燥舌黑，烦渴不寐。或见斑疹，须清营解热，以犀角、生地、麦冬、石斛、竹叶、元参、沙参、青蒿等为宜。透斑用牛子、山栀、连翘、银花、丹皮、赤芍等。斑出热不解者，胃津亡也，主以甘寒，重则玉女煎，轻则梨皮蔗浆之类。

若邪入心包，神昏谵语，目瞑而内闭者，宜芳香逐秽，宣神明之窍，祛热痰之结，酌用牛黄丸或至宝丹。若气病不传血分，而邪留之，宜分消其上下之势，如杏仁、厚朴、茯苓等。或用温胆汤，因其犹在气分、可冀战汗而愈。若三焦不得从外解，必致里结肠胃，宜用下法，如承气汤。若脘痞胸闷，酌用泻心汤、小陷胸汤。若腹胀满或痛，邪已入里，必验其舌，或灰黄老黄，中有断纹者，当下之，承气加大白、枳实之类。

其病温，复感寒者为风温，心阳脉浮，阴脉濡弱，湿化热，两阳熏灼，先伤上焦，上焦近肺，肺气既伤，致头胀脘痞，身热汗出，宜微苦以清降，微辛以宣通，如用杏仁、豆豉、郁金、瓜蒌仁、橘红、山栀、薄荷、牛子之类。忌温散劫津，可用玉竹汤去麻黄、羌活、木香。若风温误汗，身灼热者，脉阴阳俱浮，自汗、身重、多睡、鼻鼾、语言难出，危证也，急投蔗浆、麦冬、白芍、生地、炙草、玉竹、阿胶之类。误下误火，以火熏之亦危。

其病温而湿胜者为湿温、身热头重，胸满呕恶，足胫冷者，宜苍术白虎汤，或滑石、芦根、苡米、茯苓、半夏等。

其冬行春令，袭温气而成病者为冬温。盖本秋燥之余气，故发热、咳嗽、喉肿、咽干、痰结，甚则见血，与伤寒之痰一咳而上者不同，其脉虚缓或虚大无力。亦有先病冬温，更加暴寒，寒郁热邪，则壮热、头痛、自汗、咳喘，宜阳旦汤加桔梗茯苓，切忌风药，升举其邪，致咳愈剧，热愈甚，遂变风温，而成坏病也。亦忌辛散，致咽喉不利，痰唾脓血。若误投辛散，致咽喉不利，痰唾脓血者，加减葱白香豉汤调之。

若风寒外袭、用葱豉汤加羌活紫苏。寒邪甚，汗不出而烦躁者，葱豉汤加少许麻黄，石膏。若冬温误汗，致发斑毒者，升麻葛根汤加犀角、元参，如昏愦、谵妄、大便泻，手足冷者不治。

其病温，更遇时毒者、为温毒，脉浮沉俱盛，烦闷呕咳，甚则下利而发斑，烦闷躁热，起坐不安，皆发斑候也。热毒内攻，陷于营分，乃发斑毒，宜黄连解毒汤。斑不透者，宜犀角大青汤。凡红赤为胃热，宜犀角地黄汤。黑为胃烂，不治。鲜红起发者吉，紫色成片者重，黑色者凶，青色者不治。由失表者求之汗，由失下者取乎攻，火盛消之，毒盛化之，营气不足助其虚，而和之托之。

其轻者，则有疹痧，细碎如粟，主治不外肺胃二法，宜辛凉或甘寒淡渗等，皆温证中所宜细审者。

春温初起头痛，憎寒发热，得汗便解。热伤肺分，上焦气阻，宜辛凉轻剂，如豆豉、黄芩、山栀、连翘、杏仁、桔梗、花粉、都金等。呕吐宜黄芩汤加半夏、生姜。温热内搏、热遏、下泄稀水，宜枳壳、赤苓、芦根、滑石、苡米。胸脘痞满，宜开泄宣滞，如杏仁、蔻仁、桔梗、半夏、瓜蒌。上焦气热烁津，宜凉膈散，勿用滋腻血药。热伤胃津，宜石膏、竹叶、生地、麦冬。热邪专在气分，必得战汗或大渴引饮，热达腠开得汗而解。

凡邪在卫，汗之到气，方可清气。入营则疏气透热。入血则凉血散血，宜生地、丹皮、阿胶、赤芍。至于湿邪为害，面色白者，当顾其阳气。盖湿胜则阳微，湿即化热，治应清凉，不可过用，恐湿祛阳伤也。面色苍者，当顾其津液，但亦不可过用清凉。若热减身寒，并不可遽认宜补，恐灰中有火也。

　　凡温热证，救阴易，通阳难。救阴不在血，而在津与汗。通阳不在温，而在利小便。此与杂证不同。如三焦不得往外解，则热经于腑，必舌灰黄或老黄，乃下之宜轻。

　　伤寒以大便溏为邪尽，湿温以大便燥为已尽。至大便硬，慎不可再攻，以屎燥无湿也。

　　舌若苔黄不厚，而带滑者，热未伤津，犹可解热透表。苔薄而干者，津伤也，宜禁苦寒，治以甘寒轻剂。热伤营分，舌色必绛，但兼黄白者，气分之邪未尽，泄卫透营而和之。绛色鲜泽者，胞络受病也，宜犀角、鲜生地、连翘、郁金、石菖蒲。绛而黏腻，似苔非苔，湿热熏蒸为痰，将闭心包也，急用省头草（佩兰叶）、藿香、郁金、石菖蒲等，配合至宝丹、牛黄丸，以开其闭，恐昏厥为痉也。绛而干燥者，火邪劫营，凉血消火为要。绛而有碎点黄白者，当生疳也。大红点者，热毒乘心，用黄连金汁。色绛而不鲜，干枯而萎者，此肾阴涸，急以阿胶、鸡子黄、生地、天冬等救之，缓则不及矣。舌独中心绛干者，胃热而心营受劫也，清胃方中，加入清心之品，否则，延及舌尖，为火盛津干也。舌绛独干，此心火上炎，用导赤散利其腑。

苔白而薄，外感风寒也，当疏散之，宜麦冬、花露、芦根轻清之剂。白苔绛底者，湿遏热伏也，当泄湿透热，防热即和也。再从里透外，则变润矣。舌上生芒刺，上焦热极也，以绢蘸薄荷汁揩之，即退者轻，旋生者重。苔不燥，自觉闷极者，脾湿盛也。苔黏腻吐浊沫者，口必甜味，此为痹瘅，乃温热与谷气相搏，用佩兰叶芳香辛散则退。胎如碱，胃中留滞挟秽浊伏郁，当急开泄，宜温之。否则闭中焦，不能从募原达出矣。黑而滑者，水克火也，为阴证，宜温之。若见短缩，为肾气绝，欲救之，如人参、五味，勉希万一。黑而干者，津枯火炽，急泻火补水。舌淡红无色，或干而色不荣，乃胃津伤，气不化液也，宜炙甘草汤，勿用寒凉。色紫暗，扪之湿，乃热伤血营，或兼瘀伤宿血，在胸膈为热所搏，宜加散血之品，如琥珀、丹参、丹皮、桃仁之类，否则瘀与血结，阻遏正气，变为如狂发狂。舌胀大不能出，曰脾湿胃热，郁极化风，而毒延口也。用大黄磨汁，和入应用药内，舌胀自消。舌如粉滑，四边紫绛者，温疫初入募原，未归胃腑，急宜透解，莫待传陷而为险恶症。

妇人病温有娠，保胎为要，古法有四物汤。护胎法用灶心土调涂脐下三寸，轻则更易再用，热极用井底泥或青布冷水浸湿盖之。

产后慎用苦寒，察其邪，可从舌上解者，从证用之。但勿犯下焦，恐血去多而邪内陷也。至经水适来，勿而中断，乃热陷血室，与瘀血结，小腹必满痛，宜小柴胡去参、枣，加丹皮、元胡、桃仁、归尾、楂肉，挟寒加桂心，气滞加附子、陈皮、枳壳。若谵语如狂，血结者，身必重，宜去瘀通经。若延久上逆心包，胸痛不可按，是血结胸，海蛤粉加桃仁主之。

温毒面赤斑斑如锦纹，咽痛烦躁者，宜黄连解毒汤。自汗而渴，胃热发斑者，人参化斑汤。斑透热不退者，犀角大青汤去黄芩、升麻，加生地、人参、柴胡。误用热药，邪毒深陷，发为狂乱，面赤眼红，舌鼻均黑，下利，脉洪数者，消斑青黛饮，忌下药。惟便闭燥渴，可微下之，宜大柴胡汤。

凡斑疹，初见胸背两胁点大者为斑，点小者为疹。斑属血多或阳证，误用热药，或当下不下，及下后不解，皆能致之。万不可发汗，重令开泄，更增斑烂。红紫点小，心包热也。斑黑而光亮，热毒盛也，黑而晦者死。黑而晕、脚红者，邪火内伏，用清凉发散而转红者可救。

凡斑疹皆邪气外透发出，宜神情清爽，外解里和。如斑疹出而昏者，正不胜邪，或胃津内涸。白疱如水晶者，名白㾦，乃湿邪郁于气分，汗出不彻故也，当理气分之邪。

温热初病，用葱豉汤（葱白、豆豉）。血热用黄芩汤（黄芩、白芍、甘草、大枣）。泻火用凉膈散〔连翘、大黄（酒浸）、朴硝、甘草、黄芩、薄荷、竹叶、栀子、生蜜〕。热利用葛根黄连黄芩汤（葛根、黄连、黄芩、甘草）、甘桔汤（甘草、桔梗）。除烦用黄连阿胶汤（黄连、黄芩、阿胶、鸡子黄）。玉女煎（石膏、熟地、麦冬、知母、牛膝）。牛黄清心丸（黄连、黄芩、山栀、郁金、辰砂、牛黄——此万氏牛黄清心丸，与医宗方别出）。宣窍用至宝丹（犀角、朱砂、雄黄玳瑁各二两，琥珀、麝香、龙脑香各一钱，金箔十五张，牛黄五钱，安息香一两，将安息香熬膏，与诸药为丸，蜡护）。痰热用温胆汤（陈皮、半夏、茯苓、甘草、竹茹、枳实）。攻里用承气汤（大小承气汤随证选用）。消痞用泻心汤（汤名有五，此列半夏泻心汤：半夏、黄连、黄芩、人参、甘草、干姜、大枣）。散结用小陷胸汤（黄连、半夏、瓜蒌）。风温用葳蕤汤（玉竹、葛根、白芷、麻黄、川羌、杏仁、甘草、石膏、木香）。湿温用苍术白虎汤（石膏、知母、甘草、粳米、苍术）。冬温用阳旦汤（桂枝、白芍、甘草、生姜、红枣、黄芩）。发斑用升麻葛根汤（升麻、白芍、甘草、葛根、紫草茸）。斑毒用黄连解汤（黄连、黄芩、黄柏、山栀，毒盛加大青叶）。犀角大青汤（犀角、大青、栀仁、香豉）。人参化斑汤（即白虎汤加人参）。犀角地黄汤（犀角、地黄、赤芍、丹皮）。利腑用导赤散（生地、木通、甘草梢、竹叶）。滋液用炙甘草汤（生姜、人参、生地、桂枝、麦冬、阿胶、麻仁、大枣，水酒各半煎，又名复脉汤）。保胎用四物汤（当归、川芎、白芍、熟地，此方熟地改用生地，白芍炒）。热陷用小柴胡汤（柴胡、人参、半夏、黄芩、甘草、生姜、红枣）。结胸用海蛤散（滑石、甘草、朴硝、海蛤、鸡子黄煮汤调下）。寒湿用香薷饮（香薷、扁豆、川朴、黄连，除扁豆名黄连香薷饮，除黄连名三物香薷饮，加苓草名五物香薷饮）。湿温用正气散（藿香、苏叶、腹毛、白芷、云苓、白术、桂枝）。泻湿用天水散（即六一散，加辰砂名益元散，加薄荷名鸡苏散，加青黛名碧玉散）。温毒用消斑青黛饮（人参、石膏、知母、甘草、青黛、黄连、犀角、元参、山栀、生地、柴胡、苦酒煎）。便秘用大柴胡汤（柴胡、半夏、黄芩、白芍、枳实、大黄、生姜、大枣）。毒壅用消毒犀角饮（犀角、牛子、荆芥、北风、甘草），咽痛加桔梗、薄荷。斑毒用大青四物汤（大青一钱半，阿胶、甘草各一钱，豆豉百粒）。

五、瘟疫概略

伤寒与中暑，感天地之常气也。瘟疫者，感天地之疠气也。此气无论老少强弱，触之即病。其邪自口鼻入，而其所客，内不在脏腑，外不在经络，舍于伏脊之间，去表不远，附近于胃，即《内经》《疟论》所谓"横连募原"也。

夫邪在募原，正当经胃交关之所，为半表半里，此热淫之气浮越于某经，即现某经之证。如浮越于太阳，即头痛腰脊强；浮越于阳明，即目痛鼻干，不得眠；浮越于少阳，即胁痛耳聋，寒热呕而口苦。大抵邪越太阳居多，阳明次之，少阳又次之。

林羲桐氏谓发于兵荒之后为大疫，一隅数家，一家数人，证多相似者为常疫。春夏秋三时皆有，惟夏秋特甚。病由湿土蒸郁而发，其更相传入口鼻，遂流募原。吸自鼻者，头额晕胀，背微恶寒。吸自口者，呕恶闷满，脐痛下利，足膝逆冷。邪由募原，故壮热有汗不解，必俟表气入内，精气外达，大发战汗，然后脉静身凉。亦有自汗而解者，但以出表为顺，内陷为逆。从表解者，战汗自汗发斑；从内陷者，腹满、胸痞痛、便秘、热结旁流、协热下利，其脉不浮不沉而数，右盛于左，以湿土之邪犯胃、募原附近于胃者也。

胃为阳明，三阳经之中道，邪伏其间，必表里分解，但不能一经即尽。得汗热除者有之；二三日复热，得下里和者亦有之。有二三日复见表证者，有表和复见里病者，有表里偏胜者，有表里分传者，吴氏所谓疫有九传也。

邪在募原不可下。苔黄、邪在胃，宜下。黑如芒刺，急下。目赤咽干，气喷如火，扬手掷足，脉见沉数，宜下之，俱承气汤证。

凡失下循衣摸床，撮空肉惕，目不了了，邪热愈甚，元气将脱者，宜陶氏黄龙汤。既下，急用生脉散加归芍。痰滞胸膈，宜贝母养营汤。斑不透仍热，宜举斑汤。屡汗而津枯，宜人参白虎汤。表证少，里证多，宜大柴胡汤。燥结便秘、热结旁流（因久失下，自利黑水），协热下利（潮热、泄泻），俱承气证。疫兼痢者危，宜槟榔顺气散。热结下焦，小便不利，宜导赤散。热瘀发黄，宜茵陈汤。血蓄膀胱，宜桃仁承气汤。

妇人病疫，经水适来，邪入血海，热随血下自愈，可与小柴胡汤加丹皮、赤芍、细生地。加结胸状者，血因邪结也，刺期门穴。经水适断，血室乍空，邪乘虚入，难治，可与柴胡养营汤。

孕妇病疫，随证施治，以安胎保胎为主。

时邪伤肺，逆传胆中，由营入卫，酿毒发疹，密如浓云，神昏遗溺，是邪方张，而阴已亏也。用沙参、寸冬、牛子、连翘、生地、五味、丹皮、鲜藕、菖蒲、郁金。按：参、麦保肺全阴，芩、连泄疹毒，地、味固肾气，丹、藕导药入血分，石菖蒲开心窍、降热痰也。

疫证初起误补，壮热烦冤，齿焦唇黑、舌芒刺、昏谵，循衣撮空、颔颤手战，脉数，此热邪深陷，液涸风生，已现痉象，以鲜生地、鲜石斛、赤芍、元参、连翘、栀子、知母、鲜藕、石蒲，煎汁服。

疫疠初起，误投五积散，烦渴、昏谵、不寐、舌缩、唇黑。又经误进麻黄汤，拘搐鼻衄，脉数无度。盖五积散治伤风恶寒，方中姜桂皆燥药也。疫证本不恶寒，服此营液愈涸，邪焰已炽，是抱薪救火。复投麻黄强汗劫津，更伤表气，与内陷邪风马不相及，必痉、厥、衄矣。

大头瘟

热邪伤巅、肿大如斗，赤瘤无头，或结核有根，令人多汗气蒸，邪热客心肺，上蒸头而为肿，初则憎寒壮热，体肿面目痛，目不能张，上喘，咽喉不利，甚则堵塞，不能饮食，舌干口渴，恍惚不安，如不速治，十死八九。宜人中黄散、普济消毒饮。如大便硬，加酒炒大黄三钱缓缓服下，或服沈氏头瘟汤。若溃脓必传人，若发于面部，红肿疼痛者属阳，宜普济消毒饮加石膏。发于耳前后、额角旁而红肿者属少阳，宜普济消毒饮加花粉。发于脑顶后，并耳后赤热肿痛者属太阳，宜荆防败毒散去人参加芩连。

捻头瘟

喉痹失音，项大腹胀，如虾蟆状，亦名虾蟆瘟，此症甚危，宜荆防败毒散。

瓜瓤瘟

胸高胁起，呕血如汁，宣生犀饮。便结加大黄，渴加花粉、盐水炒人参，表热去苍术，加桂枝黄连，便脓血倍黄土，加黄柏，便滑加人中黄。

杨梅瘟

遍身紫块，忽然发生微疮，宜清热解毒汤，下人中黄丸。并宜刺块出血。

疙瘩瘟

发块如瘤，遍身流走，旦发夕死，急用山棱针刺入委中穴三分，令出血，并服人中黄丸。

绞肠瘟

肠鸣干呕，水泄不通，类绞肠痧，急宜探吐，服双解散。

软脚瘟

便清泄白，足肿难移，此即湿温证，宜苍术白虎汤。

疫证初起三日，葱豉汤加童便热服汗之，不汗少顷更服，以汗出热除为度。三服不解，尚属表证，用白虎汤。见里证用承气汤、解毒汤。表里不分，用凉膈散、双解散加减。汗下后复见表证，再与白虎汤。复见里证，再用承气汤、解毒汤。表里热结，用三黄石膏汤、栀豉汤治之。

有汗下三四次，而热退者；有热退后忽复壮热，再汗再下而愈者。若脉证皆虚，用清热解毒汤人中黄丸调之。非如伤寒有早下变证之虑，亦非湿热不可频下之比，当以热除邪尽为度。惟下元虚者，非六味生料补其真阴，不能化其余热。

初发邪伏募原，营卫交阻，凛寒发热，甚则厥逆。迨阳郁而通，厥回而中外皆热，不可发汗，宜透其邪，用达原饮。轻者苔白而薄，脉不数，可从汗解。重者舌苔如粉，舌根先黄，延及中央，邪渐入胃，须下之，达原饮加大黄。若脉长洪而数，大汗而渴，此邪适离募原，欲表未表也，宜白虎汤。舌黄兼里证，邪已入胃，宜大小承气汤。

瘟疫应用诸方

解毒汤（温毒），即黄连解毒汤：黄芩，黄连、栀仁、黄柏。

双解汤（表里双解）：荆芥、防风、黄芩、栀仁、当归、杭芍、桔梗、甘草、麻黄、薄荷、川芎、连翘、石膏、滑石、白术。

三黄石膏汤（热结）：石膏、黄芩、黄连、黄柏、麻黄、淡豆豉、栀仁、葱白。

清热解毒汤（清热）：即白虎汤去粳米、加人参、羌活、升麻、葛根、白芍、黄芩、黄连、地黄。

人中黄丸（夹虚）：大黄、人中黄、苍术、桔梗、滑石、人参、黄芩、川连、防风、香附。为末成丸。

达原饮（透邪）：黄芩、炙草、川朴、草果、知母、大白、姜、枣。

黄龙汤（失下者）：大承气汤加人参、甘草、当归、桔梗、姜、枣。

生脉散（生津）：人参、麦冬、五味。

栝蒌养营汤（痰滞）：知母、花粉、川贝、栝蒌仁、橘红、白芍、当归、苏子，姜。

举斑汤（透斑）：白芍、当归、升麻、白芷、柴胡。

槟榔顺气散（疫痢）：大白、白芍、枳实、川朴、大黄、姜。

普济消毒饮（和解）：黄芩、黄连、陈皮、柴胡、桔梗、元参、连翘，升麻、薄荷、板蓝根、马勃、牛子。

头瘟汤（大头瘟）：川芎、荆芥、防风、桔梗、柴胡、黄芩、归尾。

荆防败毒散（大头瘟）：荆芥、防风、前胡、柴胡、羌活、独活、枳壳、桔梗、人参、甘草、薄荷、人中黄、茯苓、川芎。

犀角饮（大头瘟）：黄土、犀角、川连、苍术、金汁、茶叶。

人中黄散（疙瘩瘟）：辰砂、大黄、人中黄。共为末，茯苓汤送下。

六、治温歌诀

病以温称，顾名思义。

虽分春温、冬温、疫毒，而统名之曰温，与寒伤太阳证不同，安得以伤寒法治之乎？

热邪伤阴，与寒迥异。

温者热也，热邪伤阴，日烁日甚，故治温以救阴为主，而救阴以存津液为先。

初起口渴，不寒而热。

太阳病发热而渴，不恶寒者名曰温病，仲师言也。故此证以口渴为的，以发热为准，再验舌察脉，无所惑矣。

右寸脉大，识病要诀。

伤寒初起，多左手脉大，温病多右手脉大，而右手尤甚。盖温从口鼻入，在手太阴肺故也。

春温风温，微兼表证。

春去寒水未远，风乘阳气而来，故二证初起，多兼恶寒，然总以口渴为别。

初起恶寒，主以麻杏。

麻杏甘石汤，清内解热剂，而表里全清，故为神方。若桂枝汤、参苏饮等辛温剂，表解温愈盛，遂至大渴大热，贻害无穷。然麻杏甘石汤内麻黄尚须审慎，盖春令发泄，非冬令收藏可比，宜以薄荷易之。至于病之恶寒，石膏嫌太骤。

稍事迟延，热甚寒止。

二三月间，风尽化热，无太阳恶寒证，而纯是口渴发热，则麻黄当禁，羌、独、防、芷尤当禁矣。盖表不恶寒，热全在里，妄用辛温发表，徒伤津液，是为热邪树帜也。世之易用表药者，当之所慎，则里之法可隅反。

桑菊银翘，轻重酌宜，

轻剂桑菊饮，重剂银翘散。温病初起，口渴发热，不恶寒者，酌量用之，一剂愈矣，微恶寒者，须加麻黄四五分，但加麻黄不如加薄荷。

温凉之法，内外兼施。

以上二方为辛凉之剂，清内解外，表里兼引，温病正方也。

舌黑枯裂，热汤反喜，

舌枯黑而裂，且喜饮热汤，甚至口烫破而不知，乃阳格似阴，危证也，勿作寒证看。温热经纬云："温证有喜热饮者，乃胸有水饮也。"不可不知。

急下存阴，稍迟则死。

急用大承气加石膏下之，以救一线未亡之阴，延至阴尽，不可治矣。

邪入包络，谵语昏狂。

谵语神昏发狂，乃邪在包络，不在肠胃，下之无益。

紫雪清宫，至宝牛黄；

惟有芳香解秽、甘寒清热两法，四方宜择用之，而重证非至宝丹不可。药不易得，须备于平时。经纬云牛黄最寒，紫雪次之，至宝又次之，大抵热未极而素体虚者，宜至宝丹。

增液承气，水活舟动。

增液承气，两方合用，一滋阴，一荡邪，其法至妥。

病久纯虚，滋润甘寒，

纯属正虚，专以复津液为治。盖伤寒病伤阳，以甘温复之；温病伤阴，以甘寒复之，乃两证之鉴别也。

复脉诸法，总使阴还。

复脉去姜桂汤，竹叶石膏去粳米汤等方，皆复津液之剂，其大要以复阴为主。

先利后利，大分虚实。

初病协热下利，口渴、身热、舌黄、胸痞、脉数，邪盛也。病久下利者气弱，脉数而软者，正虚也。

葛芩升泄，龙牡镇涩。

葛芩桔梗黄豆卷，乃升泄热邪法，龙牡乃镇涩法，宜分辨明了，方不致误。

病变纷纭，法不出此。

温病传变极多，有硝黄用至二十余日而病犹在者，有地黄石膏用至半年而热未清者，然总以清热救阴为主。

硝黄用至二十余日，石膏用至半年，此中用药，未必合法，合法者断不致此。

欲穷其方，近求吴氏。

至三焦杂证，分类立法，古人各有发明，然不如吴鞠通之详也。虽其书分湿温、暑温，名目驳杂，但在人善读耳。

至于瘟疫，时病天行，

疫兼毒气，中人最速，其证大寒大热，或大热无寒，大渴饮冷，舌苔白厚，少迟转黄转黑，面如油垢，脉洪有力。

山川瘴沴，水旱刀兵，

秽浊之气，久蕴成疫，排户挨户，若疫使然，乃兵荒后常有之灾，与风温春温，大不相同。

大头疙瘩，转筋吐泻。

名目病状虽多，总不出一毒字，然别有长夏热极吐泻，顷刻而死者，传染亦众。但不渴发热，乃阴阳离决证，以此相反。转筋吐泻，有寒有热，不可概以治温之法治之。

升降达原，效如奔马。

升降散急症用之，达原饮缓症用之。专为疫毒立法，惟在用当其宜耳。前贤驳之，殊非通论，达原饮消导苦寒并用，必有积食者宜之。

要之温病，忌用温药。

尤氏云，温病伏寒变热，少阴之精，已被劫夺，虽新旧合邪，不得更用桂枝汤，以绝化原。

桂枝一法，前贤且驳。

叶氏云风温外似战栗，其温邪内郁，必从热化。诸贤所争，皆虑助热伤阴耳。观此求术、附、辛、麻之为害，更可知矣。

舌苔细辨，热渴肇端。

绛苔、白苔、黄苔、黑苔、镜面苔，总以枯燥为别。而口渴身热，则温病之大关目也。识病之始，以此为断，庶不混淆。

温病以辨舌为要务，叶天士辨舌最详。

救阴为主，始终用寒。

脉始半表半里，不在太阳，沉中而数，热伤阴后，喜弦恶涩，阴尽乃死。虽辛寒、甘寒、苦寒不同，而总以寒为主。

温病应用方摘要

麻杏甘石汤：麻黄（去节）四钱，杏仁（去尖）三钱，生石膏八钱，生甘草二钱。分量照病加减，先煮麻黄去沫，再入他药，温服取汗。

麻黄不宜于春夏，应用薄荷为宜，温病条辨有翘荷散、银翘散，即此意也。

银翘散：银花一两，连翘（带心）一两，桔梗六钱，薄荷六钱，竹叶四钱，荆芥穗四钱，生甘草五钱，淡豆豉五钱，牛子六钱。共研粗末，每用六钱，鲜芦根汤煮，俟香气大出即取服，勿过煮。盖肺药取其轻清，煮久恐味厚入中焦。病重六时一服，日二夜一。病不解，次日再服。肺位最高，药重则过病所，故用时时清扬法。今人亦有药合用而用法偶差者，一不见效，改弦更张，延缓数日，成中、下焦证矣。胸闷加藿香、郁金，渴甚加花粉，项痛咽痛加元参、马勃，衄吐血去芥穗、豆豉，加白茅根、生栀子、侧柏叶，咳加苦杏仁。二三日后病犹在肺，热渐入里，加生地、寸冬。再不解或小便短赤，加栀子、知母、黄芩。

温病初起，邪在肺经，为卫分、气分，宜此方。

桑菊饮：苦杏仁（去皮尖）二钱，连翘一钱半，薄荷六分，桑叶二线，白菊花二钱，生甘草一钱，苦桔梗二钱，鲜芦根三钱。水二杯，煎取一杯，日二服。二三日不解，气粗似喘，燥在气分，加石膏、知母；舌绛，暮热，邪初入营，加元参、犀角；在血分者，去薄荷、芦根，加麦冬、生地、玉竹；肺热甚，加黄芩；渴甚加花粉。

此治咳嗽微渴之主方，或引动少阳相火，干呕脉弱者宜之。

白虎汤（加人参、麦冬、竹叶，名人参竹叶石膏汤）：生石膏八钱，知母三钱，生甘草一钱半，粳米一撮。先煮米至烂，去米入药，煎成温服。热盛减米，甚则不用。

大承气汤（温病邪恋经络，未全入胃者忌用）：大黄四钱，生厚朴三钱，生枳实三钱，芒硝三钱。先煮前三味，煎成去渣，入芒硝，上火两沸，硝化温服。

小承气汤：大黄（生用酒洗）四钱，生厚朴三钱，枳实二钱。水煎温服。

调胃承气汤：生大黄（酒洗）四钱，生甘草二钱，芒硝二钱。先煎前二味，煎成去渣入硝，上火两沸温服。原方用炙草，嫌其温，故改用生者。

清宫汤：元参心三钱，莲子心五分，竹叶卷三钱（解苦竹更佳），连翘心二钱，正犀角尖二钱（磨水冲服），原寸冬三钱。热盛，加竹沥、梨汁；咯痰不清，加栝蒌皮；热毒盛加金汁或人中黄；渐欲神昏加银花、薄荷、石菖蒲。

复脉去姜桂汤：生甘草六钱，生地黄六钱，白芍六钱，原寸冬五钱，生阿胶三钱，火麻仁（去壳捣）三钱（胶须另用水蒸化兑服，勿令见火）。

二甲汤：生牡蛎八钱，生鳖甲四钱，加龟板名三甲汤，加入复脉汤中名三甲复脉汤。

脉沉数，手足蠕动者宜二甲汤。大便溏者，于复脉汤中加牡蛎。

芩葛汤：酒芩二钱，葛根三钱，桔梗二钱，升麻八分，豆黄卷钱半。先煮葛根，去沫，再入诸药，勿令久煮。

温病初起下利，宜黄芩汤，不宜升麻、葛根。

增液汤：元参一两，原寸冬八钱，细生地八钱（内有黄色者方是，若纯黑色，是蒸过者，切忌）。与承气汤并用，名增液承气汤。

化斑汤：生石膏一两，知母四钱，生甘草二钱，元参三钱，犀角尖（磨汁冲服）二钱，银花四钱，牛子二钱，粳米四钱。煮法同白虎汤。

益胃汤：沙参三钱，原寸冬五钱，细生地五钱，玉竹（微炒）钱半，冰糖一钱。

达原饮：方见瘟疫应用方内。

升降散：白僵蚕（生用）二钱，蝉蜕二钱，姜黄三分，生大黄（酒洗）四钱。共研细末。病重者每服二钱，轻者一钱四分，小儿酌减。白蜜五钱和冷黄酒一杯吞下。

青蒿鳖甲汤：青蒿二钱，生鳖甲五钱，细生地四钱，知母二钱，丹皮三钱。水五杯，煎取二杯。

此证邪陷阴中，夜热早凉，热退无汗。

大定风珠：生杭芍六钱，阿胶（蒸化）三钱，生龟板四钱，生地六钱，麻仁（去壳）二钱，原寸冬二钱，生牡蛎四钱，生鳖甲四钱，五味子二钱，炙草三钱，鸡子黄（生用）二枚。水八杯，煎取三杯，去渣入鸡子黄，和匀分温三服。喘加人参，自汗加龙骨、人参、小麦，悸加茯神、人参、小麦（神倦瘈疭，脉虚欲脱用此方）。

中定成珠：生龟板六钱，阿胶（蒸化）二钱，淡菜三钱，童便一杯，鸡子黄（生用）一枚。水五杯，先煮龟板、淡菜，得水二杯，去渣，入胶汁、鸡子黄，冲童便，和匀顿服。

肝阴伤厥，冲气扰哕虚极，脉细劲者，此方主之。

七、厥证概略

经曰"下虚则厥"，阳衰于下为寒厥，阴衰于下为热厥。阴阳之气，不相顺接，则病厥逆。盖手之三阴三阳接于手之十趾，足之三阴三阳，接于足之十指。阳气内陷，阳不与阴相顺接，故手逆冷。仲景以厥隶于厥阴，活人书诸手足逆冷皆属厥阴。以肝藏风火，以厥逆之至，故厥证种种，类由肝风肝火冲激闭塞，以致昏痉为多，兹举数种如下：

寒厥

初病肢冷腹痛（宜附子理中汤），或表热里寒，下利清谷、厥冷、干呕、咽痛，宜四逆汤（甘草、干姜、附子）。

热厥

身热烦躁，数日后忽发冷，乃热深厥深，宜火逆汤（羌活、升麻、白芍、人参、葛根、柴胡、防风、甘草、葱白）；热微厥亦微，宜四逆散（柴胡、白芍、枳实、炙草）；热深厥亦深，宜承气汤。

气厥

气虚而厥，形色消索微冷，为气脱。气实而厥者，形色郁结，胸满气逆，气脱宜人参、黄芪、当归、白术、地黄、枸杞。气实宜排气饮（香附、台乌、泽泻、陈皮、藿香、枳壳、木香、川朴。食加神曲，寒加姜桂）。巅脑头痛，宜五贞丸（硫黄、硝石、石膏、半夏，姜汁糊丸）。

血厥

吐衄暴崩，产后血脱，猝仆。宜先掐人中，或沃泼红炭于醋盆中，令病人嗅之，以收其气，再急煎人参汤灌之。若暴怒伤阴，血逆于上，先理其气，则血自行，此名血逆。宜通瘀煎（归尾、山楂、香附、红花、乌药、青皮、木香、泽泻），化肝煎（青皮、陈皮、白芍、川贝、丹皮、山栀、泽泻）。

痿厥

水亏木旺，阳热偏盛，致烁筋络而成厥，宜鳖甲、龟板、阿胶、淡菜、生地、猪脊髓。

痹厥

脚气、头麻、身强、肢筋肿，宜当归拈痛散：白术、苍术、云苓、人参、羌活、葛根、升麻、当归、知母、苦参、防风、茵陈。

风厥

即痉厥，手足搐搦，身体强直，宜小续命汤：麻黄、人参、芍药、黄芩、川芎、甘草、杏仁、防风、官桂、防己、附子、姜。

痫厥

肝风发痉、肢掣、液涸，宜固本丸加味：人参、天冬、麦冬、生地、阿胶、龙骨、鸡子黄。

瘖厥

经所谓"内夺而厥则为瘖"。其症颇类中风暴瘖不语，宜地黄饮子加减：熟地、桂心、附子、肉苁蓉、巴戟、远志、枣皮、石斛、麦冬、五味、薄荷、石菖蒲、云苓。

郁厥

亦血厥证。平素无痰，忽然无知，目闭口噤、恶闻人声、旋自瘥。由热升火动，郁冒而厥，妇人多有之，宜羚羊角散：羚羊角、归尾、独活、枣仁、茯神、苡米、远志、姜、木香、甘草。虚则宜填补奇经，加枸杞、当归、鹿角霜、茯苓、肉苁蓉。

骨厥

骨枯爪痛，宜六味丸。

痛厥

土衰木寒，浊气攻胃，宜枣皮、半夏、云苓、姜汁、广皮。

肾厥

火升背脊，肢厥吐沫，宜椒附汤：川椒、附子、枣皮、炙桑、螵蛸、鹿茸、龙骨、酒糊丸。

色厥

纵欲竭精，精下脱，气上脱，宜人参一味，浓煎频饮。

暴厥

气闭肢冷，心腹微温，口无涎，睾丸不缩者可救，宜备急丸：大黄、干姜、巴豆霜各二两蜜丸，如豆大。猝厥者酒下三丸即活。

疟厥

邪陷阴分发厥，宜和正抑邪，人参、半夏、知母、草果、乌梅、生姜。

食厥

醉饱冒寒，又感恼怒，食气填中，脾阳不运，忽仆不省，状类中风，煎盐汤探吐。若饮酒痰升猝仆者，名酒厥，宜半夏、陈皮、云苓、甘草、青皮、葛根、砂仁。

痰厥

热痰阻隔心胞，肢冷猝仆，先探吐其痰，宜全蝎散：瓜蒂、赤小豆、全蝎。

尸厥

因犯不正之气，肢冷昏厥，牙紧口噤，或由发冢吊丧，飞尸鬼击，妄语面青，宜苏合香丸和姜汤调下，再服调气平胃散。

苏合香丸：苏合香、安息香、檀香、荜茇、诃子、熏陆香、龙脑、丁香、元寸、青木香、白术、香附、乌药、犀角各两，研末蜜丸，朱砂为衣。

调气平胃散：木香、檀香、砂仁、蔻仁、川朴、陈皮、苍术、藿香、甘草。

气闭不通者，宜还魂丹：辰砂、雄黄、玳瑁、元寸、白芥子、安息香，溶化为丸，如黍米大，每服五分。

蛔厥

冒寒蛔动，心腹疼痛，口吐涎沫或吐蛔，发有休止，忌寒药，宜理中汤加味：白术、人参、干姜、炙草、川椒、大白煎水，送下乌梅丸或安蛔散、芜夷散。

乌梅丸：乌梅、细辛、附子、桂枝、人参、川柏、当归、川椒、川连。

安蛔散：人参、白术、云苓、川椒、乌梅（不用甘草，忌甜味）。

芜夷散：燕夷不拘多少，煎水代茶。

大凡蛔得苦则安，得酸则止，得辛则伏。吐蛔亦有阳证口疮、咽痛，竟有冷剂取效者，不可专以冒寒概之也。

煎厥

烦劳则阳气暴涨，火炎精绝，至夏同外热相煎，以致厥逆，宜生牡蛎、龟板、淡菜、阿胶、青蒿、地骨皮、知母、川柏。

薄厥

怒火迫血上行致厥，宜蒲黄酒降之。

蒲黄酒：蒲黄一两炒褐色，清酒十杯浸之，滤汁温服。

八、血证概略

血行清道出于鼻，行浊道出于口。吐血出于胃，衄血咳血出于肺，呕血出于肝，唾血出于肾。

鼻血为衄血，口鼻出血为脑衄，耳血为衄，目血为眼衄，齿血为牙衄，舌血为舌衄，九窍出血为大衄，胸前一孔出血为心漏，脐关出血为胃血，肤血为红汗，为肌衄，上出血如涌泉为血溢，溺孔痛而出血为血淋，由膀胱出血而不痛者为溺血。

色稠红为结阴，便血清而四溢鲜红如溅为肠风，浊而色暗为藏毒，脓血杂痢为肠澼，射血如线为痔血。

凡血色鲜红者属火，紫黑者火极，晦淡无光者阳衰不能摄阴，粉红者肺血，赤如朱漆光者心胞血，鲜稠浓紫者脾肝血，痰唾杂红点红丝者肾血，血虽少而难治。吐多成碗或盈盆者为胃血。

欲验何脏之血，吐在碗中浮者肺血，沉者肝血，半沉半浮者心血，治法以各随所见之血，取羊肺、羊肝、羊心煮熟，蘸白及末食之。白及末蘸肺食，名曰独圣散。

下注之血淋，多由房劳肾亏；溺血多因气化移热。

便后血为远血，便前血为近血，由肛门出溅射者为风淫，点滴者为湿着。

血证下行为顺，易治；上行为逆，难治。得寒则凝，得温则行，见黑则止，常随气行。血和则血循经，气逆则血越络。故治血宜调气，不宜降火。

咳血：因咳见血，是火乘肺金，干咳络伤而血渗出也，治同嗽血。

嗽血：嗽时气喘急促，痰杂血丝血点，亦火伤血管，而血随痰出也。诸家以咳嗽血出于肺，张景岳谓咳嗽唾咯诸血皆源于肾。以肾脉贯膈，入肺循喉，肺肾相连，水亏火旺烁金矣。不嗽而喉中咯血，小血块或血点是也，证最重者由房劳伤肾，火载血升，咯血成块不已。亦有随痰咯出者，系肾虚痰上泛也。

唾血：鲜血随肺而出，或涎中有血缠如丝，散如点者，多源于肾，亦有兼心胃脾虚不能摄者。

呕血：血从脘胁呕出，系木火乘胃所致，良由暴怒火逆，胸满胁痛，伤肝动血；或过于负重，伤胃动血；或饮酒火热上升呕血；或房劳竭力，伤肾呕血；或虚劳火升，呕血不止。

吐血：外因火风暑燥之邪，内因心肝脾肾之损，不内外因乃坠跌、努力、烟酒之伤。外在肺胃者，宜沙参、麦冬、川贝、花粉、斑竹、石斛之类。内在心者，宜生地、元参、竹叶、茯神、连翘之类。不内外因，则见热治热，见风息风，随证斟酌。

口鼻衄：血出口鼻，属脾肺二经。积劳伤脾，宜归脾汤加藕节童便。

耳衄：血出耳窍，属肝肾二经。暴衄肿痛，左关弦数，肝经风火沸腾，宜柴胡清肝汤。若有点血，不肿痛，尺中沉数，多肾经阴亏火升，外用龙骨煅研，吹入立止。

眼衄：血出目眦，系肝火迫络损系，若猝视无睹，宜滋阴地黄丸去柴胡。

常流血泪：以炒黑槐花研末敷眼角。

齿衄：血出齿缝牙龈，属胃肾二经。阳明入齿下，少阴入上齿。阳明火盛必臭，牙龈腐肿者宜甘露饮。或血涌齿不摇，因酒食炙煿积热，宜清胃散，外敷冰玉散，其或衄不止，必大便秘，宜调胃承气汤。阳明风壅，齿龈微肿，或牵引作痛，宜消风散加犀角连翘，外擦青盐藁本末。少阴虚火，口不臭，齿浮动不痛，牙缝中衄，点滴而出者，系肾阴不固，虚火偶动，宜六味饮加山栀赤芍。若隐隐作痛，阳虚于下，火炎于上，外擦青盐香附末。龈底出血成块，盐汤送下六味丸。

血溢：血从上出，随火妄行，原病或以为心火消烁，宜黄连泻心汤，或偶触破伤，血涌不止，外用百草霜掺之。

舌衄：血出舌上，如线或有针孔，多属心包火旺，先以蒲黄煎汤漱之，次以槐花炒研掺之。舌出血如泉，文蛤研末掺之。舌胀大出血不止，干姜炭、蒲黄为末掺之。

肌血：血从肤出，或红汗染衣，皆属卫气不固，宜妙香散，小麦煎汤调下。

九窍血：诸窍齐衄，宜侧柏散、犀角汤。或饮山羊血中毒，或跌仆受伤，宜灌热童便，烦劳受伤，宜补中益气汤。

心漏：胸前一孔出血水，名为心漏。酥炙鹿茸，泡附子和盐花共研细末，枣肉为丸，酒下。

脐血：血出脐中，胃受火迫。不得运输，宜熟地、当归、白芍、丹皮、甘草、侧柏、白芷、茅根汁、藕汁等。

血证应用方

归脾汤：人参、黄芪、白术、当归、远志、枣仁、茯神、木香、炙草、龙眼肉。

生脉散：见治温方。

青盐六味饮：即六味方加青盐。

复原活血汤：柴胡、当归、花粉、甲片、红花，桃仁、大黄、甘草。

代抵当汤：大黄、归尾、生地、甲片、元明粉、桂枝。

元戎四物汤：当归、川芎、白芍、地黄、红花、桃仁。

紫菀茸汤：紫菀茸、白术、泽泻、丹皮、寸冬、犀角、藕汁。

代肝煎（治肝逆）：青皮、陈皮、白芍、川贝、丹皮、山栀、泽兰。

天冬汤（益心气）：人参、黄芪、当归、芍药、地黄、甘草、天冬、麦冬、远志、阿胶、没药、藕节、姜。

当归补血汤（血虚）：黄芪一两，当归二钱。

回津膏（津润）：雪梨、藕汁、鲜生地、麦冬，合煎去渣，入炼蜜、饴糖、柿霜收膏。

小乌沉汤（胸痛）：童便制香附三钱，乌药钱半，炙草一钱，沉香五分（磨汁）。入盐少许服下。

黑神散（去瘀）：熟地、归尾、赤芍、蒲黄、桂心、炮姜、甘草、炒黑豆、童便各半。煎服。

天冬丸（降痰）：天冬、阿胶、云苓、杏仁、贝母各五钱。六味阿胶饮（止血）：即六味方加阿胶。

花蕊石散（止血）：煅花蕊石末三钱，童便煎服。男用酒一半，女用醋一半和服。

大黄黄连泻心汤（逐瘀）：大黄、黄连。

清咽太平丸（清火）：薄荷、川芎、犀角、柿霜、甘草、桔梗、蜜丸。

清唾汤（唾血）：知母、贝母、桔梗、元参、黄柏、熟地、天冬、远志、寸冬、炮姜。

七珍汤（胃虚）：人参、白术、茯苓、甘草、黄芪、怀山、粟米。

白术散（胃伤）：人参、白术、黄芪、怀山、茯苓、百合、姜、枣。

葛黄散：酒芩、葛花、黄连、大黄。或成膏，或研末，或为丸，温汤下。

地黄饮子：生地、熟地、枸杞、阿胶、白芍、天冬、侧柏叶、地骨皮、黄芩各等分。水煎服。

止衄散（滋养）：当归、黄芪、白芍、赤芩、生地、阿胶各二钱。为末，麦冬汤下。

七汁饮（凉泻）：韭汁、藕汁、荷叶汁、京墨汁、侧柏叶汁、生地汁、童便各一杯。和匀服。

镇阴煎（补火）：熟地、牛膝、泽泻、炙草、附子、桂心。水煎冷服。

四生丸（止血）：生艾叶、生荷叶、生侧柏叶、生大黄。捣丸如弹子大，水煎去渣服。

石膏牡蛎汤（病后）：石膏、牡蛎各等分，研末酒调下，日三次。

加味犀角地黄汤（停瘀）：生地、白芍、丹皮、犀角、当归、桔梗、陈皮、甘草、红花、藕汁。

大蒜饼（止血）：大蒜捣碎成饼，如钱大，贴足心，左衄贴右，右衄贴左。两乳衄者，左右俱贴。

止衄法：用线扎中指中节，即左孔衄扎左中指，右孔衄扎右中指，两孔俱衄，则两孔俱扎。

止衄方：山栀、煅牡蛎、煅龙骨、百草霜、血余炭等为末，用茅花水蘸药末入鼻孔，立止。

又方：用温水搭头上，立止。

柴胡清肝散（耳衄）：即小柴胡汤去半夏、姜枣，加栀子、川芎、连翘、桔梗。

滋阴地黄丸（眼衄）：生地、熟地、黄芩、黄连、人参、甘草、当归、五味、柴胡、枳壳、天冬、地骨皮，蜜丸。

驻景丸（齿衄）：生地、熟地、麦冬、天冬、石斛、茵陈、黄芩、枳壳、枇杷叶、甘草。

清胃散（齿衄）：生地、升麻、丹皮、当归、川连。为末，分三服。外敷玉冰散：冰片五分，硼砂、元明粉各五钱，辰砂六分。

黄芪六一散（舌衄）：黄芪六两，甘草一两。煎服。另用涂舌丹：海螵蛸、蒲黄各等分，研末掺舌。

第二编　妇科辨论

妇人之疾，与男子无异，惟经期胎产之疾不同，且多癥瘕症。其癥瘕之所由，亦以经带胎产之血，易于凝滞之故。

古人名妇科为带下，医以其病属于带下。

凡治妇科病，必先明冲任之脉。冲脉起于气街（即气冲穴），并少阴之经，挟脐上行，至咽中而散。任脉起于中极之下（脐旁四寸），以上毛际，循腹里上关元。又云冲任脉皆起于胞中，上循背里，为经脉之海，此皆血之所从生，而胎之所由系。

明乎冲任之故，则本源洞悉，而后其所生之病，虽千头万绪，亦可知其根源。再参诸古方，验之于证，则每证必命传受，治之自有把握也。

至于俗云"胎前宜凉，产后宜温"，实不可轻信。夫胎前宜凉，理或有之。而产后脱血，阴气大伤，阳气偏盛，加以瘀血未净，结为蕴热，乃反用姜桂，恐与证难合，古圣仲景治产后之疾，用石膏、白薇、竹茹诸品，无不神效。吾人每于产后见证，投清凉剂而应手者，亦寻常事也。

或云"产后瘀血得寒则凝，得热则行"，此亦谬论。凡瘀血凝结，因热而凝者，得寒降而解；因寒而凝者，得热降而解。如桃仁承气汤，既非热剂，其何以不凝血乎？盖产后瘀血，以热结为多，热瘀成块，更复投热剂，则成干血矣，永无散解之时，其重者，因涸而垂绝；轻者亦成坚痞褥劳。惟寒结之瘀，方宜温散。

故治病不本于古圣，不详察病情，竟惑于谬论，其贻害甚矣。

一、胎产论

妇科常见而较严重之疾病，以堕胎难产二者为最。尝见治堕者纯用滋补，治难产者专于攻下，二者皆非所宜。盖半产之故非一端，由于虚滑者，十之一二，内热者，十之八九。

夫胎惟赖血以养，故得胎之后，经事不行者，因冲任之血，皆用之于养胎，无余血下行也，苟血或不足，则胎枯竭下堕矣。其血之所以不足者，乃内热火盛，阳旺而阴亏也。是故古人养胎，以黄芩为主。又血之生也，必由于脾胃，经云"卫营之道，纳谷为宝"，故以白术佐之。

若专用参芪补气，熟地滋胃，气旺则火盛，胃湿则不运，生化之源衰，而血益少矣。

至于产育之事，乃天地化育之常，本无危险之理，险者千不得一。除孕期注意摄生，及临产照常规处之外，用药之法，根据交骨不开，胎元不运等证，各有专方。或润，或降，或温，或凉，随证施治。其大端以养血为主，盖血足而诸症自退也。

至于当产强健之妇，误治垂命，乃因大脱血而冲任空虚，经脉娇脆，其自量体健而不介意，轻举妄动，用力稍过，冲脉折裂，气冒血崩，危在顷刻，尤忌举手上头，此理之常也，不可不知。

二、经泛论治

经多经少

妇人性急多怒，伤肝以动冲任之脉，致月经过多，当泻冲任之火，宜补阴丸，或于四物汤中加黄柏、知母、柴胡、黄芩。

如经多势欲成崩，宜用归身、川芎、白芍、熟地、白术、黄芩、阿胶、山栀、地榆、黑荆芥、甘草。如再不止，用鲜茅根汁磨墨煎服。

妇人临月经少，苟无腹痛腰酸诸证，乃属血枯，宜当归、丹参、桂元肉、红花等，临经至旬日前煎服。

经浓经淡：经色见浓，无瘀块下降，此血气健旺也。如有参前落后，须询究竟。

经淡者、气血两虚所致，宜当归、赤芍、丹参、川芎、苏木、红花、泽兰、香附、姜、枣，煎服，续服六味地黄丸。

经来溺痛：此血门弛张，溺管压仄也，用川楝子皮、绛纱（可用磨坊筛子上之破纱代）、归尾、牛膝。如经来小便疼痛如刀割，则用川牛膝、明乳香、麝香，以水一碗，煎牛膝至半碗，研细乳香、麝香、调牛膝汤空心服之立愈。如伤火证，用益元散调下。

妇人性急多怒，遂致伤肝，冲任之脉损动，经一月两至，屡有溺痛者，宜泻冲任之火，归身、川芎、白芍、生地、柴胡、台党、黄芩、甘草、川连。

经延不净

此不外动肝而伤冲任，肝火抑郁，致滴滴下注者，治宜参照经多，经一月两至调治，此多由经未净而行房酿成。

临经潮热

此证之作，必不思饮食，皆由胃气不开所致，宜取雄鸡冠上血，冲酒服之特效。如寒热交作，是感冒风邪，陷入血室，日中明了，夜必妄言，宜服小柴胡汤合地黄汤。

热入血室

妇人中风，发热恶寒，经水适来，昼则明爽，夜则谵妄，如见鬼状，发作有时。此名热入血室，宜小柴胡汤。此方并治产后恶露方来，忽然断绝，且寒热适来，月信方至，其经必阻也，可用柴胡、半夏、条芩、人参、生地、甘草、姜、枣同煎。

凡妇人患伤寒，经汛适至，寒热陡作，或狂言如见鬼，宜干姜柴胡汤：柴胡、桂枝、瓜蒌根、牡蛎、泡姜、甘草，煎服。

狂热不认人者，可服牛黄清心丸。但中有异治法，如南方多伤温，北方多伤寒。故伤温者，宜小柴胡汤加减：银胡、桂枝、黄芩、半夏、丹皮、生地、连翘、陈皮，煎服。伤寒者，宜干姜柴胡汤。

古今气运递嬗，风土之厚薄，不能无异，拘泥古剂，刻舟求剑，未可为训，医当临证，总宜细心裁决。譬之绘事，以古法为蓝本，着色布景，固不必规之求肖也。

寒入血室

妇人经来，偶感风寒，旋即停止。但腹痛不可忍，此因冲虚而寒气陷入也，宜桃仁承气汤：桂枝、芍药、生地、桃仁、甘草，水煎服。

经后寒热

妇人行经后或感风寒，冲任内虚，必致下陷，则脐腹阵痛。如风邪化热，下入血室，则寒热不时，日中明了，夜则谵语，宜缔察之。

经病寒热

妇人血虚烦躁，口干咽燥，减食嗜睡，月经不调，营卫不和，痰嗽潮热，肢体羸瘦，宜逍遥散：当归、白芍、白术、茯苓、柴胡、甘草、麦冬，水煎，不拘时服。一方加丹皮、炒栀仁，名加味逍遥散；另一方加知母、地骨皮。

咳加桑白皮、贝母、桔梗、知母、麦冬。咳血加生地、山栀、丹皮，呕血加陈皮、半夏、旋覆花，嘈杂加姜汁、川连，或芩连二陈汤。

妇人冲任虚损，月经不行，肌肤发热，宜加味四物汤，即四物汤加柴胡、黄芩。如骨蒸加地骨皮、牡丹皮，一方加黄连入四物汤内极效。

妇人血气不足，肢体烦热，四肢倦怠，不进饮食，宜当归、川芎、白芍、熟地、黄芪、地骨皮，水煎空心服。

妇人血脉不调，寒热往来，状如劳倦，用当归、川芎、北芪、甘草、官桂、熟地、白芍、白术、柴胡、阿胶。

妇人血风气虚，时作寒热或潮热、内热，宜地骨皮散：地骨皮、柴胡、桑皮、枳壳、前胡、黄芪、台党、云苓、白芍、五加皮、桂心、甘草。

妇人寒热体瘦，肢节疼痛，口中心烦，不欲食，宜用柴胡散：柴胡、赤苓、北芪、白术、麦冬、鳖甲、人参、地骨皮、枳壳、地黄、桑皮、赤芍、桔梗、甘草。不拘时服。

经来先后不定

乃肾郁而气不宣，肾道或通或闭所致。宜定经丸：

菟丝子、赤芍、当归、云苓、荆芥、柴胡，水煎服。又方：加减八物汤：台党、白术、云苓、甘草、当归、川芎、陈皮、丹参、香附、丹皮、姜、枣。水煎服。

临经倦寐

此脾病也，经过即复原状，虽不服药亦无碍。或以为忧者，可服：当归、远志、生枣仁、扁豆花，水煎服。又方：单用生枣仁捣碎煎服亦效。

经行从口鼻出

此因过食椒姜热物，其血妄行，急投犀角地黄汤：犀角、白芍、丹皮、枳实、黄芩、橘皮、百草霜、桔梗、生地各一钱，水煎空心取。又方：韭菜捣汁一盏入童便半盏蒸热服。又方：好陈墨磨水一盅服之立效，再用归尾红花各三钱水一盅煎服。又方：如兼咳嗽气紧者，宜推血下行，用当归红花散：冬花、粟壳、枳壳、桔梗、苏子、紫菀、知母、桑白皮、石膏、杏仁，煎服。

经行误动房事

此证俗名碰经，又名撞红，用明雄黄飞净三钱好酒冲服。

经数月一行

妇人形体多痰气虚，经至数月而始行者，宜服香附六君汤，兼服香附导痰丸。若形瘦胃弱，气血两虚，至对月而经始行者，宜十全大补汤。香附六君汤：台党二钱，白术四钱，云苓三钱，炙草一钱，半夏钱半，陈皮一钱，醋炒苍术二钱，童便制香附钱半，酒炒黄芩钱半，川芎一钱，归身二钱，枳壳一钱。水煎，食前服。

香附导痰丸：苍术、香附、枳壳各二钱，陈皮、茯苓各两五钱，胆星、甘草各一两共研细末，姜汁和神曲为丸。

如妇人不觉有病及腹痞，或三四月经水一行，汛期准确，此是季经，俗云"四季转"，非病也。又有终年行经一次者，曰周经。抑或终年绝无，而体质自旺，兼推怀孕者，此名暗经，俱非病征。更有平时汛来甚准，忽停而不行，胃纳自若，别无他症，此为居经，可不药。

若起事忽停，或见痰血，面额时炎，此停经也。

经来大小便俱血，此名蹉经，由食热物过多，积久而成，宜分利，用五苓散加减去其热毒，调其阴道即安。方用：朱苓、泽泻、赤苓、白术、阿胶、当归、川芎各一钱，水煎空心服。又方：当归钱半，生地二钱，丹皮一钱，淡子芩一钱，绛纱二钱。煎服。

经少腹大，状如漏胎，此名肠覃。因行经之时，寒气从肛门入，客入大肠，以致经血凝涩，月事虽行，而血极少，其腹渐大如孕，半载后气盛而阴怯者，必成胀满，用桂枝桃仁汤加味：桂枝、大白、白芍、生地、枳壳各一钱，桃仁二十五粒，炙草五分，姜、枣。煎服，并加服四制香附丸。

经病诸痛

妇人血气虚寒，身体作痛，宜用越痛散：虎骨五钱，当归、白芍、白术、云苓、甘草、续断、北风、白芷、藁本、附子各三钱，姜三片。水煎服。

经水欲来，脐腹疼痛，宜乌药、缩砂仁、木香、元胡、香附、炙草。

涨经腹痛，宜桃仁四物汤：归尾、川芎、赤芍、丹皮、香附、元胡。如体瘦火盛，加炒黄连、炒黄芩。肥人有痰，加枳壳、苍术。

经来腹痛，先期来多者，血寒而有余。来少者，血寒而不足也。夫诸经之血，宜附肾而下注，无由收摄，往往形成不足之证，可服温经摄血汤：熟地、赤芍、川芎、土炒白术、广木香、柴胡、肉桂、续断。如元气不足，可加人参。

后期不行，血寒气滞也，宜补血行气法：赤芍、当归、砂仁、香附、川芎、红花、桃仁、莪术、肉桂、泽兰、甘草。

妇人经事将行，脐腹绞痛，气滞血湿故也，宜八物汤：当归、川芎、白芍、熟地、元胡、炒苦楝皮各一钱，木香、大白各五分。水煎服。

妇人经水将来，作痛不止，宜加味四物汤：即四物汤加苍术、香附、砂仁、红花、桃仁。水煎服。

妇人经前偶患风寒肿痛难忍者，宜桂枝桃仁汤（方见肠蕈）。

妇人营卫不通，经水不调，腹中常痛，气多血多，结聚为证，及产后中风，宜交加汤：生地、生姜各五两，各研取汁，浸一夕，汁尽为度，各炒黄为末，酒调服。

妇人瘀血作痛，宜瓦龙汤：四制香附、当归、丹皮、大黄、川芎、红花、醋炒瓦楞子，水酒调下。

妇人血海疼痛，宜加味乌药散：乌药钱半，香附二钱，当归二钱，甘草钱半。水煎。

妇人月经不调，血气刺痛，腹胁膨胀，头晕恶心，宜加味乌药散。

妇人月经壅滞，每发心腹脐痛，痛不可忍。及治产后恶露不快，血气呛心，昏迷不省，宜琥珀散：三棱、莪术、赤芍、刘寄奴、丹皮、熟地、蒲黄、当归、官桂、菊花各一两，琥珀三钱。煎服。

妇人血气攻利疼痛，及新旧虚实腹痛，宜元胡散：当归、赤芍、元胡、蒲黄、桂皮、乳香、没药各一钱研末，酒送下。

妇人久积血气，小腹刺痛，四肢无力，宜当归散：乌药、刘寄奴、枳壳、元胡、没药各等分，研细末酒调下。

妇人脐腹疼痛，不省人事。不能作心气痛治，宜用木通、没药、五灵脂各等分煎服。

经后腹痛，当用加减八珍汤：台党、白术、醋炒香附、茯苓、归身、川芎、白芍、生地、木香、青皮、姜、枣、知母、地骨皮、麦冬、甘草。水煎空腹服。

室女血气相搏，腹中刺痛，痛引心系，经行涩少。或经事不调，以致腹痛，宜二神丸：橘红、醋炒元胡、酒当归，水煎服。

闭经

妇人胃热、消渴、减食、渐瘦、津液燥竭，致血海干枯，宜玉烛散：当归、川芎、白芍、地黄、大黄、朴硝、甘草各等分水煎，食前服。

劳心心火上炎，以致胞脉闭塞，月事不来，宜三和丸：当归、川芎、白芍、地黄、大黄、朴硝、黄芩、栀仁、连翘、薄荷、甘草各等分。水煎服。

妇人产育多，伤血。或服汗下过克之药，以致气血两衰，而经不行，宜十全大补丸。

妇人血虚有火，月事耗损，渐至不通，日渐羸瘦，而生潮热。及室女思虑成劳经闭，慎勿以峻药攻之，宜服柏子仁丸：炒柏子仁、酒洗牛膝、卷柏各五钱，泽兰叶、续断各二两，熟地三两，置石臼内捣成丸，空心米饮送下。兼服泽兰汤三两，当归、芍药各两，甘草五钱。研粗末，每服五钱水煎。

妇人饮食劳倦，损伤脾胃，气弱体乏，发热作渴，饮食减少而血虚者，宜加味补中益气丸：黄芪、人参、炙甘草、白术、当归、陈皮、升麻各二钱，柴胡、地黄、花粉各一钱。煎服。

妇人室女，经脉不通，宜二黄散：大黄（烧存性）二钱，生地三钱。为末，空心好酒调下。

经闭腹痞

妇人经闭，脐下有痞，百药罔效。服此经行，再服数剂而痞消矣。宜养真汤：当归、川芎、白芍、熟地、云苓、陈皮、栀子、山药、益母草、小茴、香附各等分。共研细末，每服一两，水煎，五六剂后作丸服。

妇人经闭，及血块疼痛，宜通经丸：归尾、桃仁、大黄、丹皮、干漆炒净烟、肉桂、牛膝、莪术各一两，醋炒山棱五钱，元寸八分（为末），皂角五钱，芫花二钱。水煎糊丸，如梧桐子大，每服五十粒，米汤送下。

妇人血积癥瘕，月水不行，宜千金桃仁汤：大黄（湿纸包煨）、炒桃仁、朴硝各二两，虻虫一两（去足翅炒黑）。共为末，醋二升半置银器中慢火熬煎，入大黄、虻虫、桃仁末，手搅不停，度可丸，入芒硝再搅良久出之，丸如桐子大，五更初温酒送下五丸，午后如下赤豆汁、鸡肝、虾蟆衣样物，候鲜血止，仍以调气补之。

妇人月水凝而不行，腰背脐腹疼痛，渐成血块，宜用芍药一两，当归、木香、肉桂、干漆（炒尽烟）、灵脂、大黄、黄芪各五钱，水蛭（炒）二钱半，虻虫（去头尾翅焙）三十个、桃仁二十七粒。为末，醋糊为丸，如梧桐子大，食前醋汤或酒送下二十丸。

妇人月水涩滞不快，结成瘕块，胀大难受，宜用圣惠方马鞭草根苗五斤剉细，水五斗煮至一斗，去渣收膏，食前加温后调服半匙。

妇人室女月候不通，或成血瘕，宜通经丸：当归、桂心、青皮、干姜、炒川椒、泡川乌、莪术、干漆炒净烟、煨大黄、桃仁各等分。为末，醋丸，如梧桐子大（济生方去川乌，加红花，入鸡子清同丸，畏干漆入肠胃生疮也）。

经闭肤肿

妇人经闭，败血停积五脏，流入四肢而作浮肿者，不可误认水气，宜调其经，经调而肿自消矣。然后服药，必须十余剂，庶无愆期之患。至服丸散，则宜久服，可免浮肿之忧，宜服金匮丸调经汤：当归、生地、益母草、川芎、芍药各五钱，云苓、香附、丹皮各二钱，甘草八分，姜、枣各三。水煎空心服。如血热先期，紫色成块者，可加川连一钱。血寒过期者，加煨姜、肉桂各一钱。临期正行作痛者，加元胡索、青皮各一钱。临行经闭积块刺痛者，加红花、苏木各五分。经来过多者，加黄芩一钱，炒蒲黄八分。经来不思饮食者，加白术、陈皮、砂仁各一钱。肥人多痰，赤白带下者，加制南星、制苍术各一钱，气虚血崩，四肢酸软，面色不泽者，加人参、黄芪各一钱。

金匮丸：去油没药四钱，童便浸当归、云苓、白薇、白术、炙黄芪、蛤粉炒阿胶珠、香附、白芍各四两，人参、砂仁各二两，益智一两，生地八两，续断、五倍子、山药各十二两。共为细末，水丸，加梧桐子大，温汤送下五十丸。

室女经闭浮肿

大凡室女月经初来，不知保养，误饮冷水，或用冷水洗衣、洗阴部。血见冷则凝，以致经闭，误作水肿，治之不效。宜通其血，而肿自消。体盛身强者，可用：

山棱、莪术（醋炒）、当归（酒洗）、川芎、芫花、炒山甲、刘寄奴各等分，粳米糊丸。此方太峻，宜慎用之。

经阻咯血

血随痰出，凝而且厚，月水不通者一二月，并无咳喘，此血逆妄行，宜用归尾三钱，炒黑牛膝三钱，炒黑锦纹庄钱半，丹参二钱，鹿角屑二钱，西红花六分，桃仁十四粒。水煎服。如体胖加陈皮、半夏，体瘦加人参及消补滋肾等品，腹痛加元胡。

经阻狂血

大生地三钱，鲜白茅根一两二钱，黑旱莲草钱半，黑锦纹庄二钱，炒黑牛膝三钱，藕节炭三个，黑栀仁二钱，丹参二钱，水煎服。又方：鲜生地一两，鲜白茅根（去心）一两，生锦文庄三钱。上药用水少许搅烂捣汁，用好陈墨磨水同时服。

经阻咳嗽痰血

此症已成劳损，宜察寒热虚实，健弱肥瘦施治，万不可刻舟求剑。甜杏仁二钱，川贝钱半，桑叶一钱，淡肉苁蓉一钱，阿胶珠三钱，白薇二钱，炙枇杷叶二钱，木蝴蝶二对，藕节炭三个。又方：鲜枇杷叶三片，苦杏仁二钱，紫菀钱半，黑旱莲草钱半，木蝴蝶两对，田三七五分，炙生地二钱，川贝钱半。

经闭腹膨

妇人室女，经候不行，时作膨痛，宜行经红花汤：当归尾、赤芍药、元胡、刘寄奴、牛膝、红花、苏木、桃仁各一钱，青皮、香附各钱半，桂心八分。水煎服。

妇人室女，月经不通，渐成胀满。及男子坠马跌仆损伤，以致瘀血劳积，欲成血蛊者，宜桃奴饮子：桃奴（即桃树上之嫩桃，干朽不落者，冬月或正月收），两头尖、元胡、灵脂、肉桂、香附、砂仁、桃奴各等分。为末，每服三钱，空心温酒调下。

妇人躯瘦经闭，腹膨痞闷，宜加味导痰丸：半夏钱半，陈皮钱半，云苓二钱，甘草、枳实、川连各一钱，川芎钱半，生姜二片。水煎服（此方可加厚朴）。经云："气上迫肺，则心气不得下降，故月事不行。"今用连、朴之类导痰降火，使不上迫于肺，故心气下通，而月事行也。

妇人经水闭，不利，成坚癖，腹膨闷不已，有干血，下白物，宜矾石丸：矾石（煅）三钱，杏仁二钱。上二味研末，炼蜜丸，如枣核大，纳阴中，剧者再纳。

经闭腹痛

妇人月经不通，腹中痛，用牛膝、大黄、桃仁、细辛各一钱，水蛭（糯米炒黄）五分。为末，蜜丸，如梧桐子大，空心温酒送下二十粒。

妇人经事不来，绕脐寒疝痛，宜万病丸：干漆杵研，炒尽烟，放地上一小时。牛膝酒浸一宿，焙干一两为末。以生地黄捣汁一两，将二药末入银器内，慢火熬成丸，如梧桐子大，每服二丸，空心米饮或酒调下。

妇人心腹迷闷，股腋振痛，气急气闷，月信不通等疾，宜琥珀散：台乌二两，当归、蓬术各一两，琥珀一钱。共研细末，每服二钱，忌油腻生冷。

妇人经候不行，或积聚瘀血，腰腹疼痛，及室女月经不通，宜红花当归散：红花、牛膝、归尾、苏木（细剉）、甘草各五钱，芍药八钱，寄奴五钱，桂心、白芷各三钱。为末，空心温酒送下三钱。若久血不行，浓煎红花酒下，孕妇勿服。

妇人血藏久冷，月水不调，及瘀血凝滞，脐腹刺痛，宜姜黄散：姜黄、炒白芍各三两，当归、元胡各二两，川芎、苍术、官桂、红花各一两。为末，酒调下，每服三钱食前服。

经阻咳喘

此证多兼骨蒸劳损，勿作诸类方法，宜先治病，另举数方，以资方家。

甜杏仁（勿打）三钱，炙桑皮、紫菀、海蛤粉各六钱，石斛三钱，川贝钱半。水煎服。如骨蒸，酌加地骨皮、生地，咯血加黑旱莲草钱半、木蝴蝶两对。大凡室女经闭劳嗽，因思虑过度，月经闭塞，由心病不能养脾，故不嗜食。脾虚不能全血，故咳嗽发热，宜服牡丹皮汤，兼服四神丸。

牡丹皮汤：丹皮、当归、白芍、生地、陈皮，冬术、香附各钱半，川芎、柴胡、甘草各一钱。水煎服。

四神丸：橘红二钱，醋炒元胡、当归各一两，郁金五钱。共研细末，酒糊为丸，艾醋汤下。

停经忽崩

此证多因痰湿气阻，郁于冲任，以致血门不开，日久停滞，一旦肾气旋运，骤崩血下，一泻无余。冲任气亏，不能关摄，全身之血，乘隙奔赴，大有晕厥之虞。宜用：酒炒当归三钱，川芎钱半，生地三钱，白芍二钱，莲衣炭五分，血余炭五分，侧柏一钱，丝瓜络三钱，泽泻（炒成炭）二钱。气郁加建兰叶三钱，如无建兰叶，可用泽兰叶一钱代之。又所下之血已无紫块，可用十灰散丸四五钱，淡盐汤送下。

童女血崩

童女初通天癸，应时而至。或因寒湿痰气凝闭，血门久久未下，骤然血崩，宜参考停经诸崩各门施治。乃有过期不嫁，村梅思去，抑郁不得志，先天欲火妄动，血为火迫，崩中不止。宜先舒其脾，抑其肝，止其崩。投以香附钱半，合欢花一钱，归身二钱，黑荆芥一钱，侧柏炭一钱，生地二钱。余药随证加减。

又室女二七天癸至，亦有当时未至而后至者，亦有卒然暴下，淋漓不止，有若崩漏者。恐失血过多，变生诸证，宜四物汤加香附钱半，水煎服。如血色鲜而不止者，去熟地，加生地。

老妇血崩

妇人年届七七，天癸应止，乃有逾期不止者，已属病象，而况崩下乎？究其因，不外以下四端：一曰气伤冲任，二曰过劳伤肝，三曰过食辛辣，四曰过动房事。

其一至三类，当参诸寻常血崩施治。惟房事一项，中年以后，已不宜过动。况垂老之年，血海干枯，羊水不调。而竟覆雨翻云，勉贪欢乐，一时兴奋，不觉疲劳，事后精耗神倦，气息奄然，此常情也。须防欲火内燔，血热妄行，致成崩证。盖草芽甫萌、不宜轻折，尽人皆知。乃有隆冬凋木，复斫其根，岂所宜哉？治此症，切嘱愈后，断竭斯念。宜以：归身（酒炒）二钱，生地炭三钱，川芎一钱，白芍二钱，龟板三钱，淡肉苁蓉一钱，地榆炭钱半，血余炭一钱。水煎服。

如体虚加人参，无人参，以太子参或真潞党三钱代之。血犹津津不止者，加童便一杯。

崩及滴沥不止

妇人崩漏不止，盖气血不足，劳役及饮食不节所致。经陷少时，其脉两尺俱弦紧而洪，按之无力，其证自觉时下如水，求厚衣，以御其寒。白带白滑之物多，间下屋漏水，下时夹有少量鲜血，脉右尺微洪。如屋漏水暴下者，脉弦急，为寒多。洪脉时见者，热多。合而言之，弦急者，寒水多也。洪脉时出者，命门包络之火也，宜丁香胶艾汤：当归钱半，白芍、地黄各三钱，川芎、丁香、阿胶珠、艾叶各一钱。为末，空心服。

妇人漏血不止，及风寒冷热劳伤冲任，月水不调，崩中暴下，腰重里急，淋漓不断。及产后失血过多，虚羸腹痛。或妊娠胎动不安，下血达日，小便频数，肢体烦倦，头目晕眩，不欲饮食。宜芎劳汤：川芎、黄芪、白芍、干地黄、吴萸、甘草各二两，当归、干姜各一两。上咬咀，水三碗，煮取一碗，分三服。若月经后赤白不止者，除地黄、吴萸，加杜仲、人参各二钱。

妇人经血淋漓不止，宜柏黄散：黄柏一两二钱半，柏叶、蒲黄各一两，伏龙肝二两。咬咀，水二升，煮取八合，分二次服。

妇人崩中不止，结作血片，如鸡肝色，细烂淫淫不止。川芎钱半，伏龙肝、生地各钱半，阿胶、竹茹、当归、续断、地榆、小蓟根各一钱。水煎服。

妇人气血劳伤，冲任脉虚，经出非时，忽然崩中，或如豆汁，或成血片，或五色杂染，或赤白相兼，脐腹疼痛，经久不止，令人黄瘦、口干、食减、肢软、虚烦、惊悸，宜伏龙肝散：伏龙肝、赤石脂各一两，川芎三两，麦冬、当归、干姜各一两五钱，肉桂、甘草各五钱。共研细末，每服四钱，枣三枚煎水送下。

妇人崩中漏下不止，宜地榆散：地榆、蒲黄、芍药、云苓、柏叶（微炒）丝瓜络、熟地黄、鹿角胶（碎炒令黄色）漏芦各一两，当归、川芎各七钱五分，伏龙肝一两半，泡姜、桂心、甘草各半两。研末，每服三钱（按伏龙肝为止血圣药，先贤治崩用旋覆花、半夏，治膈间湿痰而崩止者，亦此意也）。

妇人崩中漏下不止，虚损羸瘦，宜鹿茸散：鹿茸（去毛炙黄）、龙骨、酥鳖甲、熟地、白芍、白石脂、乌贼骨、续断，肉苁蓉各两。共为末，每服二钱，粥饮下。

妇人冲任气虚，崩中漏下，经脉不调，每遇月候来时，腹腰先痛，饮食渐减，四肢无力，宜断下汤：人参、地黄、醋炒艾叶各三两，海螵蛸、当归各二两，川芎、蛤粉炒阿胶各七钱，炮干姜五钱。㕮咀，食前服，分作三日服，每日一次。

妇人血崩不止，赤白带下，宜如神散：香附（炒）、赤芍（炒），各等分。为末，入盐一撮。水煎，食前温服。

妇人诸虚不足，久不妊娠，骨蒸羸瘦，崩中漏下，宜补宫丸：白薇、牡蛎、白芍、鹿角霜、山药、白术、云苓、海螵蛸各等分。为末，醋糊为丸，如梧桐子大，每服五十丸，米饮调下。

崩后白带

妇人白带，非仅崩后所有，谚云"十男九遗，十女九带"，可见带证不可以此所括。但此症是崩后白带，如下痢带证，可互参考。

崩后虚脱

妇人暴崩气脱，宜独参汤加童便。人参五钱童便兑服。

妇人血崩不止，气奄欲绝。五灵脂炒热，加当归酒同煎，或用水酒、童便同煎。

妇人失血，及产后、半产后瘀血攻心，昏迷不省，及心腹绞痛，宜失笑散：五灵脂、蒲黄各等分，同炒研末，每服三钱。此急救之方，其效最验，又可解蛇、蝎、蜈蚣等毒。

血热崩漏

妇人崩漏初起，不明虚实，宜荆芥四物汤：当归、川芎、白芍、生地、荆芥、条芩、香附各一钱，剉末，水煎服。如不止，可加升麻、白术、蒲黄。一方加地榆尤效。一方四物加芩、连、栀子、黄柏，一方并加胶艾。

妇人崩中下血，每多用补血之药。惟此治阳乘阴，所谓天暑地热，经水沸溢者，宜简易黄芩汤：黄芩一味，研为细末，每服三钱，霹雳酒（即烧秤锤酒）或荆芥汤调下。

妇人血室有热，崩下不止，肾水阴亏，不能镇守胞络相火，故血走而崩也。宜凉血地黄汤：生地、当归各二钱，黄连、黄柏、知母、川芎，藁本、升麻、柴胡、北风、川羌、黄芩、细辛、蔓荆子、甘草、荆芥各一钱，红花五分。水煎温服。

妇人崩中，昼夜不止，成危证，可用芎劳酒：芎劳一钱，生地汁一盏，白术五钱，入水煎成一盅，去渣温服。

妇人崩失血不止，用大、小蓟根二两，白茅根三两，切碎，用酒一斤，煮取十二两，去渣分四次服。

劳伤血崩

妇人劳伤血气，月水过多，或崩漏不止；及妊娠胎气不安，或因损动漏血伤胎者，宜胶艾汤、四物汤。胶艾汤：当归、川芎、芍药、熟地、阿胶、艾叶、炙草各一钱。水酒煎服。

　　妇人经脉漏下不止，其色鲜红，先因劳伤，脾胃虚弱，气短而逆，自汗不止，身热闷乱，恶见饮食，四肢倦怠，大便随泻，宜当归芍药汤：黄芪三钱，白术二钱，苍术、归身、白芍药、陈皮、熟地、炙草、柴胡各一钱。水煎空心服。盖血虚当补气，譬之血犹水也，气犹堤也。堤坚则水不横决，气固则血不妄行。此药用芪较多，白术次之，所以神效。若用凉药，是不知寒凉伤胃，久服正气愈弱，血何能固，当审慎之。

　　妇人思虑伤脾，不能摄血，以致妄行；或健忘怔忡，惊悸不寐，或脾伤胃痛，怠惰嗜卧，不思饮食，宜归脾汤：人参、炙芪、白术、当归、茯神、远志、枣仁、龙眼肉各钱半，炙草、木香各一钱，姜枣各二，加柴胡、栀子，名加味归脾汤。

　　妇人思虑过度，劳伤心经，不能藏血，致令崩中下血不止，宜柏子仁汤：炒柏子仁、当归、川芎、香附、茯神、续断、阿胶、鹿茸、炙草各一钱。水煎服。

　　妇人大怒损伤肝肾，经血暴下，宜养血平肝散：酒浸当归、炒白芍、炒香附各二钱，醋炒青皮、柴胡、川芎、生地、甘草各一钱。水煎食前服。

　　妇人经水不止，鲜血倾崩，脑急痛，骨强痛，不思饮食，宜柴胡调经汤：羌活、独活、藁本、升麻、苍术、柴胡、归身、炙草各一钱，红花八分。水煎服。

　　女子漏下恶血，月事不调，多下水浆物，皆由饮食不节，或劳伤形体，或素有心气不足，饮后劳倦，致令心火乘脾，其人必怠惰嗜卧，肢困乏力，无气以动，气逆上冲，其脉缓而弦急，按之洪大，此脾土受邪也。脾主周身，心主血，血主脉，二者受邪，病皆在脉。脉者，血之腑也；脉者，人之神也。心不主，令胞络代之。故同心之脉，主属心系，心系者，胞络命门之脉也。月事不调，皆由脾胃虚而心胞乘之，故漏下血水不调。况脾胃为血气阴阳之根蒂，当除湿祛热。盖风气上伸，以胜其湿，故火郁则发之，宜调经升阳除湿汤：黄芪、苍术、川羌各钱半，北风、藁本、升麻、柴胡、炙草、当归、玉活、蔓荆子各一钱。水煎服。若病愈，恶物已尽，主病虽除，而后必须以黄芪、当归、人参、甘草之类数服以补之。于补气升阳中，兼以和血也，若经恶物下之不绝，尤当救其源，治其本经，只益脾胃，退心火之亢，乃治其根蒂也。若夏月白带不止，亦宜此汤。

血崩通治

血崩一证，不外劳伤血热，本无通治分治。然体质有强弱，发病有异同，须分清眉目，而详审之。

血崩不止，宜附子散：香附四两，归尾一两二钱，炒五灵脂一两。共为末，醋汤调下。

妇人血崩，脐腹疼痛，宜立效散：炒香附三合，当归一两，赤芍、良姜、五灵脂各五钱。为末，水酒一盏，童便少许，同煎服。又方，治血崩漏，加味四物汤：即四物汤加人参二钱，吴萸一钱。上剉碎，每服五钱，姜、枣同煎。

若寒热腹痛皆退，而崩漏未止，可续服熟附汤：当归、赤芍、熟地、香附、丹皮、木贼各二两，没药、丁香、桂心各二钱。为末，酒调三钱服下。又方：缩砂仁不拘多少，置新瓦上炒香，为细末，米饮调服三钱。

妇人崩中不止，宜蒲黄散：蒲黄（隔纸炒）、炒故纸子、炒古石灰各等分。为末，醋汤调下。又方：炒蚕沙一两，伏龙肝五钱，阿胶一两。为末，温酒调服。

妇人血气虚损，经候不调，崩中漏下，宜鲤鱼皮、棕榈皮、破故纸、乱发各二两，海螵蛸、干姜、木贼、当归、熟地各五钱。剉细拌匀入磁罐内，盐泥封固，候干以炭火烧令烟尽通赤，埋土洞、冷却取出，研细末。每服三钱，入元寸少许，米饮调下。

妇人下血不止成崩，宜五灰散：莲蓬壳、黄绢、血余、百草霜、棕皮，以上各味烧灰，黑山栀、蒲黄、血竭、京墨共研细末，和匀。每服二钱，熟汤调下。

妇人血崩不止，宜十灰散：锦纹、木贼、棕榈、柏叶、艾叶、干漆、鲫鱼鳞、当归各等分。以上逐味火烧存性，研末，加元寸少许，研匀。每服二钱，空心温酒调服。

妇人崩中下血不止，宜十灰丸：锦纹片一两，黄绢炭、马尾炭、艾叶炭、藕节炭、莲房炭、赤松皮炭、棕榈炭、蒲黄炭各等分。为末，醋炒糯米为丸，如梧桐子大，每服五十丸，空心米饮送下。

治血止崩，宜如圣散：棕榈、乌梅肉、干姜各一两五钱烧存性，为末。每服二钱，空心温酒调下。一方去干姜，加甘草二钱五分，生熟各半为末，浓醋汤调下。

妇人血崩不止，宜当归散，理气血，又涩血。当归、龙骨（煅）、香附（炒）各一钱，棕榈炭五钱为末，每服四钱，米饮调下。忌油腻、猪、鸡、鱼等物。又方：当归、白芍、干姜、棕榈各等分。为末，米醋调下。

血崩不止：当归、莲花心、白棉子、红花、茅花各一两，白纸包裹泥封固，火煅存性为末，每服三钱，空心温酒送下。

妇人血海崩败（又治肠风下血）：香附（生熟各半）三两，棕皮一两烧存性为末，每服五钱，酒和童便各半盏，煎七分温服。如肠风，则不用童便。

血崩不止，宜乌金散：棕榈毛一两（烧存性），龙骨（煅）二钱。为末，空心好酒送下。

附治验杂方：槐花一两，棉毛炭五钱为末，煎水去渣温服。又方：陈槐花、百草霜各五钱，研末，秤锤烧红淬酒一杯，化服二钱。又方：槐花（烧存性），温酒调下。又方：槐树木耳（烧存性）酒调下。又方：荆芥、莲房各等分为末，空心米饮调下。又方：葫芦（去子瓤），放荆芥穗入内，烧存性，米饮调下。又方：香附烧存性为末，温酒调下。又方：乱发（皂角水洗去垢），烧存性，空心温酒调下。又方：桃仁烧灰存性研末，食前温酒调服。又方：乌梅烧存性为末，乌梅汤调下。

杀血心痛

妇人血崩而心气痛者，名为杀血心痛，因心脾血虚，无所荣养，是以作病。若小产去血过多，而心痛者亦然。但当专门甘温以养营气，宜用十全大补汤，倍用参术，连服数剂，以痛止为度。十全大补汤：人参三钱，白术三钱，熟地、当归、川芎、白芍、云苓、炙芪各一钱，肉桂、炙草各五分，姜、枣各二，煎服。

老妇行经

体质素健，生育不多，才及四旬，汛即停止。或青年多病，或处境不佳，经停甚早。及至晚年，心宽体胖，奉养丰腴，于是枯井起澜，经水复至。第严冬百物闭藏，而冬行春令，桃李反花，决非佳兆，故俗云"倒开花"。五十以外，多获救治。望六者，十不得一。年逾六旬，万难救治。望六者，服药后经虽旋止，而清水淫淫，漫溢不断；卒至化胀，恐无生理。兹附方以供试验：吉林参、归身、炙芪、白芍、关蒺藜、龙骨、乌贼骨、云苓、紫河车、藏红花。或有可止者，但无法止清水。

三、带证治疗

妇人带下

未嫁之女，月经初下，止而即得。或浴之以冷水，或热当风扇，此室女带下之由。

已嫁之妇，下焦肾气亏损，风邪乘虚而入，胞经触冷，遂成秽液，与血水相连而下。

产后带下，由亡血失气，伤动胞络，门闭而外风袭肌，体虚而冷风入，冷风与热气相连，故成液而下。冷则多白，热则多赤，冷热相交，赤白俱下。宜鹤顶丸：当归七钱五分，附子五钱，龙骨（盐泥煅）、吴萸（泡去涎）、赤石脂（火煅醋淬）、炮干姜各五钱，牡蛎（盐泥煅）一两二钱，艾叶（醋浸）二两。为末，醋糊丸，如梧桐子大，以赤石脂为衣。每服五十丸，空心用艾叶食盐汤或乌梅煎汤下。

赤白带

妇人有湿热，赤白带下，宜椿皮丸：芍药五钱，良姜（烧存性）三钱，川柏（烧灰）二钱，椿根皮一两五钱。为末，粥丸，如梧桐子大，每服五十丸，空心米饮下。又方：妇人赤白带因湿热胜而下者：盐水炒苍术、芍药、滑石（炒）、椿皮（炒）各一两，煨干姜二两，地榆五钱，枳壳、甘草各三钱。为末，粥丸，米饮调下五十丸。又方：妇人赤白带下：苦楝皮（切碎酒浸）、大茴香、当归各等分。为末、酒和丸，如梧桐子大。每服三五十丸，空心米酒送下。瘀血加桃仁，血海寒加肉桂，腿痛者当归、川芎、白芍、熟地、羌活、防风各一钱。煎汤服下。

女人赤白带下

或出白物如脂，或有臭浊污水，用万安散：炒小茴、木香各二钱，黑丑一两。为末，以生姜自然汁调服二钱（临卧时服，出尽恶物为效）。

妇人气血两亏，赤白带下，宜加味八珠汤：当归、白芍、生地、人参、白术、云苓、山药、杜仲、香附各一钱，甘草五分，乌梅一个，姜枣各二。水煎服。体胖加半夏，体瘦加川柏；饱闷加砂仁，去人参；腹痛去人参，加小茴、元胡；冬月加煨姜；日久元气下陷加升麻、柴胡。

妇人经脉不调、赤白带下，久无子。宜当归泽兰丸：大粒香附（去毛）一斤分作四份，童便炒四两，酒浸四两，醋炒四两，米泔水浸四两，各浸两宿，取出晒干。当归（酒浸）、芍药、川芎、熟地、生地、黄芩各二两，泽兰、白术各一两五钱。为末，醋糊丸如赤小豆大，每服六十丸，空心白汤送下。

妇人赤白带下，腹内疼痛，饮食渐减，日见羸瘦，宜当归煎：当归（酒浸）、芍药（炒）、熟地（酒蒸）、阿胶、续断、牡蛎各一两，地榆五钱。为末，空心米饮送下。

妇人赤白带下，宜苁蓉菟丝丸：肉苁蓉（酒炒）。菟丝子（酒蒸）、覆盆子、蛇床子、当归、白芍（炒）、川芎、牡蛎、海螵蛸各一两，五味、北风各六钱，黄芩五钱，艾叶三钱。为末，蜜丸，如梧桐子大，每服三四十丸，早晚各一次。

妇人赤白带下，宜玉仙散：干姜（焙干）、芍药、香附（炒焦）各三钱，甘草五钱。为末，每服三钱，白酒调下。又方：白芍、泡干姜各半两。为末，酒调下二钱。

妇人赤白带下，脉沉微腹痛，宜元戎四物汤：当归、川芎、白芍、熟地各二钱，附子、肉桂各五分。水煎，食前服。

妇人脐下冷痛，赤白带下，宜当归附子汤：当归二钱，良姜、附子、柴胡、升麻、炙草各一钱。水煎，温酒兑下，东垣谓此方乃治寒证之要药也。

妇人赤白带下，及子宫虚冷无子者，宜暖宫妙应丸：当归、川芎、芍药、熟地、艾叶、丹皮、云苓、龙骨、牡蛎、赤石脂各等分。为末，醋糊丸，如梧桐子大。每服五十丸，空心艾醋汤送下。

妇人带下赤白，不能成孕，宜柏叶地榆汤：黄芪、柏叶、地榆、海螵蛸、僵蚕、牡蛎（盐泥包煅）各一钱，肉苁蓉、白芷、蛇床子各钱半，生姜二片。水煎服。

妇人血海虚寒，外乘风冷，搏结不散，积聚成块，或成坚癖，血气攻注，腹胁疼痛，小便急痛，或肠鸣吐涎沫，头晕眼花，腰腿疼痛，面色萎黄，月候欲行、先苦腹痛、赤白带下，崩漏不止，惊怖健忘，尿意频数，或见虚热盗汗，羸瘦不堪。此药不问胎前产后及室女等，并皆治之。常服安心祛邪，逐败血，养新血，令有子。宜琥珀朱砂丸：当归、木香、琥珀、没药各一两，乳香二钱五分，元寸、辰砂各一钱。各另为末，合一处研匀，水丸如龙眼核大。每服一丸，温酒送下，不拘时。胎息不顺，腹内疼痛，一切难产，以童便磨服。产后血晕，败血奔心，口噤舌强，或恶露未净，发渴面肿，乌梅汤和童便磨服。室女月候不调，酒磨服。产后血气不调，童便磨服。

妇人赤白带下，不问远年近日，以龙骨五钱，舶上硫黄三钱，为末，每服五分。

妇人血崩后，赤白带下，宜茅花散：茅花一两，棕榈皮五寸，嫩荷叶三张，甘草二钱。为末，空心酒调下。

五色带

妇人三十六疾，即七证、八瘕、九痛、十二带。但瘕瘕病，列有专门。带病一门，极宜审慎。何谓十二带？乃所下之物，一者如膏，二者如青血，三者如露柴汁，四如赤皮，五如脓茄，六如豆汁，七如葵羹，八如凝血，九如清血似水，十如米泔，十一如月浣，十二如经度，不应期也。

三生宝云："妇人带证，伤足厥阴肝经，色如青泥；伤手少阴心经，色如红津；伤手太阴肺经，色如白涕；伤足太阴脾经，黑如蚘血。"医者宜察如施治，岂第五色已哉？

妇人中风、邪带五色，宜小柴胡汤：柴胡、半夏、黄芩、人参、甘草、姜、枣，水煎服。色青属肝，加山栀、防己。色赤属心，加黄连、山栀、当归。色白属肺，用补中益气加山栀。色黄属脾，用六君子汤加山栀、柴胡；不应手，改用归脾汤。色黑属肾，宜六味地黄丸。

妇人五色带及十二带，呕吐，宜地榆汤：地榆三钱剉碎，醋水煮十余沸，去渣，食前热服，每服一盏。《本草经》云，地榆去带下十二病，一曰多赤，二曰多白，三曰月水不通，四曰阴蚀，五曰子脏坚，六曰子门癖，七曰阴阳患痛，八曰小阴寒痛，九曰子门开，十曰子宫冷，十一曰五脏酸痛，十二曰梦与鬼交。

妇人下焦虚冷，脐胯疼痛，带下五色，月水崩漏，淋沥不断，宜茱萸汤：泡吴萸、炒杜仲、蛇床子、五味子、丁香各五钱。为末，每用半两，以生绢袋之，盛水三大碗，煎数沸，乘热熏下部，适手沐浴，早晚两次熏洗。

青带

青带主肝，肝属木，木喜水润，而恶湿淫。木之气欲上升，而湿下降，两相抵触，停滞中焦，遂入带脉，由阴气而出，其色青极者，以其乘肝木之气化也。治宜解肝木之郁，利膀胱之水，而痛自去矣，宜加味逍遥散。

治妇人青带：云苓、白芍、甘草各五钱，茵陈、山栀各三钱，柴胡、陈皮各一钱。水煎服。

黄带

乃任脉之湿热也。五带脉横生，通于任脉，任脉直上走于唇齿之间，口中津液尽化为精以入肾。倘有邪热存于下焦，则精液悉以化湿。湿为土气、得热则煎熬成黄，宜易黄散：山药、芡实各一两，盐水炒黄柏、酒炒车前子各一钱，白果十个。水煎服。

黑带

带色黑，则火热之极，其证必腹中疼痛，阴户浮肿，小便时如锥刺，面色瘀红，日久黄瘦，饮食加量，口渴喜冷饮，此胃火与命门、膀胱、三焦之火并合热灼而成黑色也。治宜泄火滋肾，宜利火汤：生大黄、云苓、车前子、黄连、栀仁、刘寄奴、王不留行各三钱，土炒白术、生石膏各五钱，知母二钱。水煎服。

白崩

白崩一证，尽人皆知，而白崩误认为带，此不可不研究也。夫带下白属气，而赤属血。大抵妇人阳气虚弱，白滑之物下流。或湿热流注下焦，或肝肾阴淫之湿胜，或因发热而木乘土位，以致浊液下降。轻则如带，重则如崩，宜补气断血法：吉林参、白术、泽泻各一钱，归身、白芍、前仁、乌贼骨、龙骨各二钱，地榆钱半，白果七粒，如犹津津不止，与黑白带同治之可也。

白淫（附白岭）

白淫缘思想无穷，所愿不得，意淫于外；或入房太甚，发如筋痿，久为白淫。白淫者，谓白物深如白精之状，不可误作白带，过服热药。

日夜流精如米泔，或如粘肠者，谓之白岭，与白淫不同，多忧思过度所致。诚难治疗，治宜平补镇心。

妇人小便不顺，或阴户疼痛，白淫绵绵，宜加味四七汤：半夏一两，姜朴、赤苓、香附各五钱，紫苏、甘草各二钱，加琥珀末一钱。煎服。

妇人劳伤血脉，胞络受伤，小便白浊，日夜无度，脐腹疼痛，腰膝无力，宜鸡内金鹿茸丸：苁蓉、巴戟、胡芦巴、补骨脂各二钱，五倍子、云苓各三钱，朱砂一钱，鹿茸钱半，鸡内金四钱。研末蜜丸。

妇人血海久冷，白带、白淫、白浊时下，下部常湿，小便如米泔，或无生育，宜威喜丸：黄蜡四两，云苓四两，朱苓二钱半。同于砂锅煮二十沸，取出晒干，不用朱苓。以云苓为末，同黄蜡炼为丸，如梧桐子大，细嚼满口生津，徐徐咽服，以小便清为度。忌米醋，只吃糠醋，尤忌使性。

妇人下血胞寒，小便白浊，或如米泔，或如凝脂，或小便无度、腰痛等，宜固精丸：牡蛎粉、酒炙桑螵蛸、龙骨、白石脂、云苓、五味子、菟丝子、韭子，各等分。为末，酒糊为丸，如梧桐子大。每服五十丸，空心盐汤下。

白带通治

任脉为病，男子内结七疝，女子带下瘕聚。王注云任脉自胞上通带脉贯于脐下，故男子内结七疝，女子带下。带脉起于季胁章门，似束带状。今湿热蒸蒸不散，故为病也，治宜补脾舒肝，使风木不闭塞于地，而地气升腾则湿散，带自止也。宜完带汤：土炒白术、山药各五钱，白芍、前仁、苍术各三钱，人参二钱，甘草、柴胡、陈皮、荆芥各一钱。又方止带汤：当归、川芎、人参、山药、香附、故纸、杜仲，椿根皮各等分，青黛一钱，蜜丸，如梧桐子大，每服五十丸，温酒下。腹痛加茴香、元胡，体胖加半夏，体瘦加川柏，冬月加泡姜，夏月加黄柏。

妇人血气不调，湿热白带，四肢倦怠，五心烦热，痰郁嘈杂。宜解带散：酒当归、香附、酒芍药、土炒白术、苍术、云苓、陈皮、丹皮、川芎、柴胡、炙草各一钱，水煎空心服。又方四神丸：四制香附、苍术（米泔浸）、牡蛎粉（炒）、椿皮（蜜水炒）、砂仁各一两。为末，黄米饭为丸，如梧桐子大。每服五十丸，空心酒下。以上均为轻剂。

妇人白带因七情所伤，而脉数者，宜侧柏椿皮丸：椿根皮二两，香附、白术、白芍各一钱，酒炒柏叶、炒黄连、炒黄柏各五钱，白芷（烧存性）二钱。为末，粥丸，如梧桐子大，米饮调下五十丸。按椿根皮性凉而燥，湿热盛者宜之。

妇人湿热痰积，渗入膀胱，白带不止，宜渗湿消痰饮：白术、苍术、姜夏、橘红、云苓、白芷、香附各一钱，炙草五分。水煎。有热加黄芩，血虚加当归，气虚加参芪，久不愈者，加柴胡、升麻升提之。

妇劳役过度，饮食不节，损伤脾胃，以致阳气下陷，白带下、久不止，宜补中益气汤：黄芪、人参、白术、炙草、当归、陈皮、柴胡各一钱，升麻五分。水煎服。

妇人胃虚有痰，饮食减少，中气不和，时时带下，宜六君子汤：人参、白术、云苓、甘草、陈皮、半夏、水煎服。

妇人思虑，过伤心脾，以致健忘怔忡，宜归脾汤（方见前）。

妇人诸虚不足，久不妊娠，骨蒸，形体羸瘦，崩中带下，宜补宫丸：鹿角霜、芍药、白术、云苓、山药、白芷、白薇、牡蛎、乌贼骨各等分为丸，酒糊丸，如梧桐子大，每服五十丸，米饮送下。

妇人白带，属真阴虚者，宜丹溪归脾汤：龟板、栀子各二两，黄柏、香附、吴萸、苦参、贝母、白芍各五钱，炒干姜二钱。为末，酒糊丸，如梧桐子大。每服五十丸，空心米饮送下。

妇人白带下，阴户中痛，控心而急，身黄皮缓，身重如山，阴中如冰，宜助阳汤（一名升阳燥湿汤）：良姜二钱，柴胡、防风、干姜、李仁、甘草、白芷、陈皮、黄芩各一钱，白葵花二朵。水煎服。方用葵花、李仁是滑水燥润，血枯涸者宜之。

妇人脐下冷摄痛，阴冷大寒，白带不止，宜元胡苦楝汤：元胡、苦楝子、黄柏、炙草、熟地各一钱，附子钱半，肉桂八分。水煎服。

妇人癫疝，白带下注、脚气，腰以下如处冰雪中，居火坑，以厚衣重盖犹冷，小便不止，与带长流而不禁固，肌肉消瘦，面白口青，目眈眈无见，身重如山，心下痞闷，饮食不下，面垢背寒，此上中下三阳真气俱竭，故呕哕不止，胃寒之极也。其脉沉涩而紧、按之空虚。若脉大而盛，按之无力，犹为中寒之症，况按空虚者乎？按之不鼓，是为阴寒之极也，其空虚乃血气均虚之极也，宜酒煮当归丸：当归一两，茴香五钱，黑附（泡去皮）、良姜各一钱，好酒煮，煮至酒干为度，炭火焙干，同为细末，入后药：炒黄盐、丁香各五钱，全蝎、柴胡各二钱，升麻、木香、甘草、苦楝子各一钱。为末，酒糊为丸，如梧桐子大，每服二十丸。

妇人白带大下不止，脐腹疼痛，扪之如冰，阴中亦然，目中溜火，视物目昏无所见，齿恶热饮痛，须得黄连擦之，其痛乃止。惟食干食，大恶热饮。此系寒湿乘热，侵入胞内，故喜干而恶湿。宜固真丸：白石脂（酒制烧赤）、柴胡各一钱，龙骨二钱，酒当归三钱，炮干姜四钱，黄柏、酒白芍各五分。研末，煮稀米糊丸，如鸡头大。每服三十丸，空腹温汤送下。此方以酒制白石脂，龙骨枯其湿，以泡姜大热泻其实，以黄柏之寒为向导，柴胡为本经之使，以温和其血。血脉用药这法备之，故名固真丸。

坐药方：治带下，宜龙朴膏：元胡五钱，川朴、当归、茴香、炒黄朴、汉防己、肉桂、红豆、龙骨各二钱，川乌（泡）、丁香、木香各钱半，良姜、木通各一钱，全蝎二只，枯矾五分。为末、蜜丸如弹子大，棉裹留线在外，纳阴户内。

如上方药力太小，再加行气热性药，宜胜阴丹：川羌、柴胡各二钱，大蒜一枚同焙，山奈、川乌、川椒、甘松各五分，枯矾、升麻各三分，元寸一分。为末。制用同前法。

回阳丹：全蝎、升麻、甘松、川乌、柴胡、炒黄盐各一钱，草乌、川羌、川椒、山奈、荜茇、枯矾各五分，破故纸二钱，水蛭三条，虻虫（去头尾）三个。研极细末，依前法制，如指尖大。棉裹纳阴户中，但觉脐下暖为效。

如圣丹：治妇血脉不调，带下赤白，枯矾四两，蛇床子二两，为极细末，醋为丸，如梧桐子大，胭脂为衣，棉裹纳阴户；定坐半日，热极再换。

大抵月水不通，赤白带下，多因子宫不暖，服药罔效。取此易痊，且效速而不伤脏气。

四、胎前论治

月汛不至已二三月，欲明有无，宜验胎方：川芎为细末，浓煎艾叶汤调下二钱。服后倘腹内微动，即有胎也。否则，即为经滞。

妊娠呕吐（恶阻）

凡妊娠三月，恶阻呕逆，烦闷嗜睡，即所谓病肚也。此由本体素弱，平时喜怒不节，寒暑不调，中脘宿有停痰积饮。一旦受孕经闭，饮食相搏，气不宣通，以致心下烦闷，目花头眩，四肢倦怠，闻食即吐。法当顺气理血、豁痰导水，而诸证自愈。以加味参橘饮主之：人参、白术、砂仁、橘红、当归、香附、甘草、竹茹各一钱，川朴钱半。水煎服。

妊娠气血不足，胎元始盛，逆动胎气，恶阻呕吐，不进饮食，宜陈皮半夏汤：陈皮（盐水炒）、白云苓、法半夏、当归各钱半，子芩、枳壳、紫苏、甘草各一钱。水煎服。

妊娠恶阻，呕吐心烦，头晕目眩，恶闻食气，喜食腌酸，多卧少起，骨节烦疼，赢瘦有痰，胎孕不安，宜半夏茯苓汤：半夏、白术、云苓、陈皮、桔梗、人参、白芍、川芎、甘草各一钱，地黄钱半，姜三片。水煎服。

妊娠气血不足，恶阻呕吐不食，宜竹茹汤：竹茹弹子大一两，橘皮、云苓各二钱，半夏、生姜各一钱。水煎服。

妊娠呕吐不食，兼吐痰水，宜芦根汤：芦根五钱，橘红二钱，生姜一钱，大白钱半，枇杷叶二钱。煎服。

妊娠恶阻，呕吐不止，头痛，全不入食，服药无效者，宜归原散：人参、甘草、川芎、当归、白芍、丁香、半夏各五钱，云苓、白术各一两，桔梗二钱半。哎咀，每服三钱，加生姜、红枣水煎服。

胃虚恶阻，吐水甚至十余日，水浆不入口，宜白术汤：白术五钱，人参三钱，丁香钱半，甘草一钱。为末，每服二钱，生姜五片。水煎食前服。

妊娠恶阻呕吐，食少，或兼泻作渴，宜保生汤：人参、白术、甘草、香附、乌梅、橘红各一钱。姜枣水煎服。如觉恶心，加丁香一钱。

胎动不安

妊妇胎动不安，气不升降，呕吐酸水，起坐觉重，宜二香散：香附五钱，藿香、甘草各二钱。为末，每服二钱，水煎服。

胎动不安，宜黑白安胎散：土炒白术、酒蒸地黄各二两，水煎服。此方妙在土炒白术，以利腰脐，以固根本，药品多而用专。

胎动不安，宜服安胎散：白术、当归、甘草各一钱，黄芩五分。水煎服。如腹胀加神曲、麦芽各一钱，气虚泄泻加人参、陈皮各一钱，潮热加柴胡，气上逆加枳壳一钱。

胎动不安，宜健脾清热，可服芩术汤：子芩一两，白术五钱。水煎服。又方：芩、术各五钱。为末，米粥为丸，梧桐子大。每服四十丸，名安胎丸。

孕妇疾病，气虚血少，不能护养其胎，以致不安者，宜十圣散：人参、黄芪、白术、地黄、砂仁、炙草、当归、川芎、白芍、续断各一钱。水煎服。胎初动不安，头痛下黄汁，宜黄芪汤：黄芪、川芎各一两，糯米二合。水二碗，煎至一碗温服。

跌仆伤胎

妊娠因仆磕致胎动不安，或子死腹中，恶露不止，疼痛不已。用此药探之，若不损则痛，子母但安，胎损立即坠下。方用：当归三钱，川芎二钱，酒一盏。煎干，再入水煎二三沸温服。按妊娠一月始胚，二月始膏，三月结胞，四月体成，五月能动，六月筋骨立，七用毛发生，八月五脏具，九月谷气入胃，十月诸神备、即产矣。

妊娠一月，阴阳始合为胎，寒多为痛，热多卒惊，举重腰痛，腹满胞急，卒有所下，宜预防之，可服乌雌鸡汤：乌雌鸡一只（餐法），茯苓、阿胶各二两，吴萸、生姜、甘草各五钱，人参、麦冬、白术、芍药各一两。水一斗煮至五升，取汁服。

若伤一月胎者，宜预服补胎汤：细辛一钱，防风二钱，熟地、白术、生姜、吴萸、大麦各三钱，乌梅二个。以水煮七升，煮取二升，分三服，食前下。寒者倍细辛、吴萸。热者或口渴去之，加花粉二钱。若有所思，加柏子仁、人参。

妊娠二月阴阳踞经，有寒多痰咳，有热即痿悴，中风寒有所动摇，心满、脐下肿急、腰背强痛，卒有所下、乍寒乍热，立服艾叶汤：艾叶、丹参、当归、麻黄各钱半，人参、阿胶各二钱，甘草、生姜各一钱，枣三枚。水煎服。

若曾伤二月胎者，宜预服黄连汤：黄连、人参、吴萸、地黄、当归各二钱。水煎服。

妊娠伤三月胎，为定形有寒，大便青，有热，小便难，不赤即黄、跌仆动经腹痛，动血，卒有所下，宜雄鸡汤：雄鸡一只（如食法）、黄芩、白术、生姜、麦冬、芍药、人参、茯苓、甘草、阿胶、大枣各等分，以水一斗，煮取减半，取鸡出，去药，再用酒煮鸡、令干，吃鸡，分三次吃完。

妊娠四月，有寒，颇欲呕，胸满不欲食，有热，小便难，数数如淋，脐下苦急，卒风寒，项痛，病邪惊动身躯，胎上返，心胸烦，宜服菊花汤：菊芩二钱，鸡子清一个，麦冬二钱，人参钱半，甘草一钱，当归二钱，麻黄一钱，阿胶二钱，半夏钱半，姜枣各二。水煎服。

若伤四月胎者，宜预服调中汤：白术、茅根、川芎、续断、乌梅各二钱，川朴、柴胡、白芍各钱半，甘草、枳实各一钱，当归三钱。水煎服。

妊娠五月，寒热头晕，心乱呕吐，苦头痛，小便难，卒有恐怖，四肢疼痛，胎动无常，腹痛闷，软欲仆，卒有所下，宜服阿胶汤：阿胶二钱，人参钱半，当归二钱，白芍钱半，甘草一钱，黄芩二钱，麦冬二钱，吴萸钱半，旋覆花钱半，姜三片。水煎服。

又方：

乌雌鸡（一割）取咽血，纳酒中，以水煮鸡汁，将血纳汁内，再将阿胶投入，共煮取鸡汁服下。

曾伤五月胎者，须服安中汤。方用：黄芩三钱，当归三钱，芍药三钱，麦冬二钱，五味子二钱，火麻仁二钱，姜枣各二。

妊娠六月，胎动不安，寒热往来，腹内胀满，体肿，惊怖，忽有所下，腹如欲产，手足烦痛，宜服麦冬汤：麦冬三钱，人参、黄芩、地黄、阿胶各二钱，甘草一钱，姜、枣。水煎服。

若伤六月胎者，当服柴胡汤：柴胡、地黄、白术、白芍各二钱，川芎、苁蓉各钱半，甘草一钱，姜枣各三。煎服。

妊娠七月，忽惊恐摇动，腹痛卒有所下，手足厥冷，脉若伤寒、颈热、腹痛、气短，常苦颈项及腰背痛，宜葱白汤：葱白十四茎，黄芪、当归各五钱，人参、麦冬各二钱，半夏、旋覆花各钱半，阿胶三钱。水煎服。

若伤七月胎者，宜预服杏仁汤：杏仁、甘草、麦冬、吴萸各二钱，紫菀、钟乳石各一钱，干姜、五味各钱半，粳米一撮。水煎服。

妊娠八月中风寒，有所犯触，身体尽痛，乍寒乍热，胎动不安，常苦头眩，痛绕脐下，时时作寒，小便白如米汁，或青或黄，或时寒栗，腰背苦冷，宜芍药汤：白芍、当归、薤白各二钱，川朴钱半，甘草一钱。水煎服。

曾伤八月胎者，宜预服葵子汤：冬葵子、芍药、白术、柴胡各二钱，川朴钱半，甘草一钱，姜、枣。水煎服。

曾伤九月胎者，宜预服猪肾汤：猪肾一具，白术、云苓、地黄各三钱，麦冬、干姜、附子各二钱，黑大豆三合。水煎服。

妊妇或因倾仆，或因毒药，致胎动不安，腰腹疼痛，甚至下血。宜阿胶散：蛤粉炒阿胶珠、炒艾叶、酒洗归身、川芎、熟地、黄芪、炙草各等分。水煎服。

妊妇跌伤动胎，下血不止，宜胶艾汤：人参、条芩、阿胶、当归、熟地各二钱，川芎、艾叶、陈皮，炙草各一钱，姜、枣。水煎服。又方：安胎参苏饮：人参、陈皮、艾叶、川芎各钱半，当归、香附各二钱，炙草、砂仁各一钱，糯米一合。水煎服。

妊娠二三月以上，至八九月，跌仆胎动不安，腰腹疼痛，已有所下，宜胶艾芎归汤：阿胶、川芎各二两，当归、熟地、艾叶各一两。切碎，以水七升，煮取三升半，分作三次服。

妊娠八九月胎动腹痛，面青冷汗欲绝者，由于劳伤胎宫，宜钩藤汤：钩藤、茯神、桑寄生各一钱，桔梗钱半。水煎服。

房事伤胎

房事过度而触动胎气者，宜加味四物汤：归身、熟地、阿胶、砂仁各二钱，炙草一钱，竹茹钱半。水煎，剪下男裤裆煎水兑服，并严禁房事。

毒药动胎

误服毒药动胎，下血或否，宜三物解毒汤：生甘草、生黑豆、淡竹叶各等分。煎浓汁服之。

漏胎

妊妇胎漏，经血妄行，此胎息未实。或因劳役过度，伤动胞胎；或因房劳惊悸，致令子宫虚滑，经血淋漓。若不急治，日渐胎干，子母难保，急服寄生散，或参归饮，或阿胶济阴汤。寄生散：桑寄生、续断、香附、人参、白术、川芎各等分，加姜五片，煎服。参归饮：人参、当归、寄生、生地、熟地、黄芩、香附、云苓、川芎、甘草各一钱，白芍钱半，黄芪二钱。水煎服。阿胶济阴汤：阿胶、白术、地黄、白芍、当归、川芎、香附、炙草各一钱，条芩、艾叶各钱半，砂仁八分，糯米三合。水煎服。如下血加地榆，腰痛加杜仲，触犯胞胎加银花，以防败血攻心。

受孕之后，经血不时点滴，多因劳伤气血，或因恼怒，或过食炙煿热物，宜补中安胎法：条芩、白术、人参、当归、熟地各三钱，芍药、甘草、苏梗各一钱。水煎服。

妊妇三月前后，或因恼怒，或失足跌仆伤胎，腹痛腰胀，见血二三日未离宫者。或曾经小产，今孕三、四、五月，觉腰脊便胀，急服安胎万全丸：当归、土炒白术、熟地，酒白芍、炒杜仲、蛤粉炒阿胶珠各二钱，黄芩、川芎、炙草各一钱，砂仁钱半。水煎服。如胸胀加紫苏、陈皮，白带红多加地榆、蒲黄各一钱，红多腰胀加续断二钱。水煎服。

三、五、七日漏胎小产，宜凤衣散：凤凰衣，阴阳瓦，焙黄研细末，热酒冲服。

妊娠受胎数月后，胎动漏血，宜止漏丹：熟地一两，土炒白术五钱，田三七末三钱，水煎兑服三七末。

妇人受胎数月，胎动漏胎，宜苎根汤：野苎麻根一月一寸，入金、银器煎服。

普通安胎法

人参（虚者倍用）、条芩、紫苏、甘草各一钱，白术二钱，陈皮钱半，熟地三钱。身体虚胖者加川连。脾胃弱而溏泻者加莲肉、砂仁，去熟地、黄芩。怒而多泻加木香。渴加麦冬。怔忡、惊悸加枣仁一钱，益智钱半，龙眼八枚。水煎服。

妊妇心腹疼痛

妊妇素有冷气，忽心腹痛如刀割，宜川芎散：川芎、当归、云苓、桔梗、白芍、枳壳、甘草各一钱，人参、吴萸、川朴各钱半。水煎服。

妊妇心痛，宜川楝子、小茴各三钱，艾叶（盐水炒）钱半。水煎温服。

妊妇卒心痛，宜产宝丸：当归、川芎、云苓、川朴各五钱。水二升，煎取一升，分三服。

妊妇心痛欲绝，不可忍者，宜白术汤：白术五钱，赤芍三钱，黄芩二钱。水煎服。

妊妇心痛：竹茹三钱，羊脂、白蜜各一两。三味合煎，食前服，日三次。

妊妇忽然心痛，绝食垂危者，谓之中恶。生地二钱，枳壳、木香各一钱。酒煎服。

妊妇腹中绞痛，心下急痛，宜当归芍药散：芍药三钱，当归、白术、云苓各二钱，泽泻、川芎各钱半。为末，开水化服，每日三次。

妊娠胎动腹痛，不思饮食，宜阿胶散：当归三钱，陈皮、白术、云苓各二钱，阿胶钱半，川芎、甘草各一钱。水煎服。

妊娠胎动欲落，腹中痛不可忍，用银器一两，茅根五钱。同水煮取三升，入清酒一碗，同茅根煮取二升分服（银器即女人手镯、簪子等装饰物）。

妊娠患腹痛，并胎动不安，用当归五钱，川芎、阿胶、人参、川朴各一钱。水煎服。

妇人有孕腹痛，宜地黄当归汤：当归三钱，地黄三钱。水煎服。

妊妇腰痛如折，亦治常人腰痛，宜紫酒：大黑豆二合炒香，熟酒一大碗。煮取半碗，去豆空心温服。

损动胎元，腰痛下血，胎动向下，宜小品茅根汤：生地、茅根各二两，当归、芍药、阿胶各二钱。水煎服。

妊妇咳嗽气喘

妊妇咳嗽不上，用紫菀、天冬各五钱，桔梗、杏仁各二钱，桑皮钱半，甘草一钱。水煎服。

妊妇咳嗽、痰多、喘满，宜百合散：百合（蒸）、紫菀、贝母、白芍、前胡、云苓、桔梗各一钱。水煎服。

妊妇肺壅咳嗽，喘息不安，宜桔梗散：天冬、桔梗各二钱，赤苓、桑白皮、紫苏、麻黄、贝母、人参各一钱。水煎服。

妊妇肠气壅塞，咳嗽气喘，宜马兜铃散：马兜铃、桔梗、大腹皮、黑豆各二钱，人参、贝母、陈皮、紫苏各钱半，甘草、五味子各一钱。水煎服。

妊妇、吐衄、下血

妊妇咯血、吐血、衄血、溺血、下血诸症，无寒皆属热，宜服地黄散：生地、熟地、天冬、黄芪、枸杞、地骨皮、天冬、白芍，黄芩、甘草各等分。水煎服。脉微身凉恶风加肉桂一钱，下血加地榆。

男子妇人血妄流溢，吐血、衄血、咯血、呕血，宜局方必胜散：熟地、小蓟根、炒蒲黄、当归、川芎、乌梅各一两。为末，每服五钱，水煎服。

妊妇小便不通

孕妇转胞小便不通，及男子小便不通，皆宜冬葵子散：冬葵子、炒山栀、滑石各五钱木通三钱水煎服。或用冬葵子、滑石、栀子同田螺捣膏，或同葱汁捣膏贴脐中。

妊妇小便不通，宜全生茯苓散：茯苓、冬葵子各等分。水煎服。济生方加发灰更效。

妊妇小便难，饮食如故，宜当归贝母苦参丸：当归、贝母苦参各二钱。水煎服。加滑石二钱或三钱更妙。

妊妇小便不通，脐下妨闷，心下烦乱，宜葵榆汤：冬葵子、地榆各一两。水煎服。又方：杏仁去皮尖炒黄捣丸如绿豆大，空心灯心汤吞服七粒。又方：杏仁捣成泥，滑石，拌饭为丸，小豆大，每服二十丸，白汤送下。又方：车前子调滑石末，涂脐下周围四寸，热易之。又方：蔓荆子为末，每服一钱，葱白汤调下，名独圣散。

妊妇大小便不通，由脏腑之热郁所致。若大肠热，则大便不通；小肠热，则小便不通。大小肠俱热，则大小便俱不通，宜推其因而药之。

妊妇小便不通，宜大腹皮汤：大腹皮、赤苓、枳壳各一两，炙草一钱，为细末，每服二钱，葱白汤调下。如不通，必六腑热闭，用炒枳壳、炙草各一钱，大黄二钱，研细末作三服，浓煎葱白汤调下。

妊妇得病六七日以上，身热，八日大小便不利，须安胎除热，宜葵子汤：滑石四钱，冬葵子五钱，水煎服。

妊妇小便不禁

妊妇小便不禁，宜桑螵蛸散：桑螵蛸二十枚为末，每服二钱米饮调下。

妊妇尿血

妊妇尿血，用炒阿胶、地黄各等分为末，空心粥饮调下。又方：续断汤：当归、生地各一两，赤芍二钱半，为末，每服二钱，葱白汤调下。又方：姜蜜汤：生姜十片，蜜半盏，白茅根一握，入水浓煎服。又方：妊妇无故尿血，用龙骨一两，蒲黄五钱为末，每服二钱酒调下，日三服。

妊妇屎出不知

妊妇屎出不知，宜白薇散：白薇，白芍各等分为末，每服三钱温酒调下。

子淋

小便淋漓而痛，宜地肤子汤：地肤子、车前子、知母、黄芩、白芍、枳壳、升麻、通草、甘草各等分。水煎服。

妊妇小便涩痛：麦冬、赤苓、伏毛、木通、甘草、竹叶各等分。水煎空心服。一方无甘草、伏毛二味。

妊妇常病自汗，或因下痢后，小便短少不痛者，此津液不足也，宜生津汤：当归五钱，炙草、细辛各一钱，人参二钱，滑石、通草、麦冬各三钱，为末，每服五钱灯心煎汤，空心调服。

孕妇热结膀胱，小便淋涩，宜五淋散：赤苓、赤芍、山栀、当归各二钱，子芩、甘草各一钱。水煎服。一方加生地、泽泻、木通、前仁各等分。

胎前诸般淋沥，小便不通，用大白、赤芍各等分。水煎服。

孕妇心经蕴热，小便赤涩作痛，宜忌忧散：琥珀不拘多少，萱草根一握。同为末，每服一钱浓煎萱草根汤调服。

妊娠八九月，胎形肥硕，小便短少，少腹胀，身重恶寒，起则晕眩欲倒，此胎气遏塞，膀胱之气不行也。宜大腹皮饮：赤苓三钱，腹皮、枳壳、炙草各一钱。为末，每服一钱浓煎葱白汤下。

妇人数月，小便淋沥疼痛，心烦闷死，不思饮食。瞿麦、赤苓、白皮、木通、葵子各两，子芩、芍药、枳壳、前仁各半两。每服四钱，水煎服。

妊妇奉养太厚，喜食炎煿酒面辛热之物，以致内热便赤作痛，宜加味木通汤：木通、地黄、赤芍、子芩、甘草各等分。水煎服。

妊妇小便赤涩、遂成淋沥，宜安营汤：麦冬（去心）二钱，通草、人参各钱半，滑石、细辛、当归、灯心、甘草各一钱。为末，每服二钱水煎服。

子悬

胎气不和，凑上心腹，胀满疼痛，谓之子悬。受孕至五个月，斯时相火养胎，火毒盛，胎热，热气凑心，此症多与一般心腹痛两歧，倘追此症，当谛谂之。

即心腹胀满。凡妊妇胎气不和，凑心，腹满痛难忍，谓之子悬，宜紫苏饮：紫苏二钱，腹皮、川芎、白芍、陈皮、当归、人参各一钱，甘草八分，生姜、葱白。水煎服。

胎冷腹痛引胁下，小便频数，大便虚滑，宜安胎和气饮：诃子面包煨、白术各二钱，陈皮、良姜、木香、白芍、甘草各一钱，陈米炒黄。水煎服。

妊妇遍身痛或冲心痛，不能饮食。白术三钱，黄芩、白术各二钱。以水三升，煮取二升，分三次服。

妊妇心下痛，气急切痛，用赤苓、桑皮、郁李仁各一钱，大白八分。为末，水煎，夜卧服。

妊妇心腹胀满，气冲胸烦闷，四肢乏力，不思饮食，宜诃黎勒汤：诃黎勒、赤苓、前胡各一两，陈皮、腹皮、桑皮、枳壳、川芎、白术各五钱，为末，每服四钱，姜三片，枣三个。水煎服。

胎前四五个月，身体困倦，气急发热，饮食无味，贪睡头晕等证，宜保胎和气饮：枳壳四钱，川朴、香附各三钱，砂仁、苍术、橘红各二钱，苏叶、小茴、甘草各一钱。水煎，分三服。

胎上冲心烦闷，又治胎动困笃，宜葱白汤：葱白二七茎，煎浓汁饮之。若胎未死即安，已死即出，不效再服。

胎动冲心，烦闷不堪，须安胎止痛，宜当归汤：当归、川芎、人参、阿胶、炙草各钱半，连根葱白一握。上剉，以水二升，煮取一升去渣，每服三钱，每日三次。

妊娠胎前五六个月，胎胀困弱体重，贪睡，食不知味，腹胀胎动，宜瘦胎散：当归二钱，白芍、益母草、枳壳各四钱，砂仁、香附、益智仁各三钱，甘草一钱。上剉，分三服，每服以水一盏，煎至八分，空心温服。

子烦

即烦躁，宜竹叶安胎饮：人参五钱，白术、子芩、当归各三钱，甘草八分，枣仁、远志、陈皮、川芎、麦冬各一钱，生地钱半，竹叶十片，姜、枣。有热加竹沥、姜汁，虚甚者人参倍用，泻者加芡实，去生地。此证多在四五月时，相火用事，或因夏令君火盛行，俱能乘肺，以致烦躁。建中云，因相火者加知母，因君火者加川连。

妊妇心脾壅热，咽膈烦渴，郁闷多惊，宜知母饮：知母、麦冬、赤苓各钱半，子芩、黄芪各三钱。水煎服。

治子烦，宜当归饮：当归、川芎、阿胶、豆豉、桑寄生各一钱，葱白七茎。水煎服。

妊娠热乘心脾，津液枯少，烦躁干渴，宜人参饮：人参、麦冬、赤苓、地骨皮、干葛、子芩、犀角各等分。为末，每服三钱，水煎服。

妊妇烦躁，或胎不安，宜竹茹汤：淡竹茹一两，以水一大升，煮取四合，徐徐服尽。

妊妇因服药致胎气不安，有似虚烦不得眠，巢氏谓之子烦也。宜用知母丸：知母（洗焙）二两为细末，枣肉为丸，如弹子大，每服一丸，人参汤下。

妊妇心烦，热不止，用葱白一握，豆豉五十粒，以水大碗，煎至半碗，去渣温服。

子痫

即风痉。妊妇体弱，受风而伤太阳经络，复遇风寒相搏，发则口噤背张，名之曰痉。其候冒闷不识人，须臾自醒，谓之风痉，又名子痫。

妊妇冒闷，角弓反张，名曰子痫或风痉，宜羚羊角散：羚羊角一钱，玉活、枣仁、五加皮、北风（酒炒）、茯神、杏仁各二钱，苡仁米、当归各三钱，木香、甘草各钱半，姜、枣各三。水煎服。

妊妇中风痉，口噤，四肢强直，角弓反张，宜羌活酒：羌活（去皮）两半，北风一两，好酒一斤。浸一宿，每服用黑豆一合，炒令热，去皮，投入药酒一大盏，候沸，去滓，分二次灌之。

子瘖

经云：黄帝问岐伯曰："人有重身，九月而瘖，此为何病？"岐伯对曰："胞之络脉绝也。"帝曰："何以言之？"岐伯曰："胞络者系于肾，少阴之脉贯肾，系舌本，故不能言。"帝曰："治之奈何？"岐伯曰："故治也。"此症不必服药、待产后自能言。所用诸方，古籍少见，保生四物之类，宜谛审之。

子气

又名子满、子肿。妊妇经血壅闭，借以养胎，若忽然浮肿，乃胎中挟水，水血相搏，脾胃恶湿，湿渍气弱，则肌肉虚，水气流溢，故全身肿满。陈无择云："凡妇人风寒冷阻，俗呼为皱脚。"

妊妇因怒肚腹胀痛，四肢浮肿，气急作喘，大便难，小便涩，产门肿，当归散：当归、赤苓、枳壳、白芍、川芎、黑姜、木香、粉草各一钱，姜二片。水煎服。气弱者，只姜减半，大便闷加蜜同煎。

妇人腹胀满，或浑身浮肿，小便赤，宜千金鲤鱼汤：当归、白芍、白术各三钱，云苓钱半，橘红一钱，生姜五片，鲤鱼一尾。将鲤鱼去肠、鳞、白水煮熟，去鱼，纳诸药，煎至一小碗，空心服。

妊妇脾虚，遍身浮肿，腹胀喘促，小便不得，宜防己汤：防己钱半，桑皮、紫苏、赤苓各二钱，木香一钱。水煎服。

妊妇遍身浮肿，上气喘急，大便不通，小便赤涩，谓之子满，宜泽泻散：泽泻、桑皮、木通、枳壳，大白、赤苓各钱半，姜三片。水煎服。

妊妇三月成胎后，两足自脚面肿至腿膝，行路艰难，喘闷，状似水气，甚至足趾间流水，谓之子气，宜天仙藤、青木香、香附、陈皮、甘草、乌药各等分。水煎服。

妊妇腰脚肿，宜肾着汤：茯苓、白术各二钱，干姜、甘草各一钱，杏仁钱半。水煎服。

妊妇体肿有水气，腹胀急尿，宜崔氏方：云苓、白术、覆花、杏仁、黄芩各等分。水煎服。

妊妇体肿有水气，必腹胀满小便少，宜产宝方：茯苓、杏仁、大白、覆花、李仁各等分。水煎服。

子鸣

即腹内子鸣。盖脐带上疙瘩，儿含口中，因孕妇登高举背，脱出儿口，以此作声，宜妊妇曲腰，就地如拾物，乃入儿口即止。

妊妇复中儿哭，用黄连煎浓汁，母声呼之即止。

中风卒倒

妊妇中风卒倒，心中闷绝，口噤不能言，四肢强急，宜防风散：防风、葛根、桑寄生各一两，羚羊角屑、细辛、当归、甘菊、防己、秦艽、桂心、茯神、炙草各半两。哎咀，每服八钱，水一碗，煮至半碗，入竹沥一盅，搅匀温服。

妊妇中风，口眼㖞斜，手足麻痹，宜防己散：防己（去皮）、川羌、防风、麻黄、松木节、羚羊角屑各一钱，桂心、荆芥、苡米、桑寄生、炙草各二钱，姜三片。水煎服。

妊妇中风，口噤，痰涎壅滞，四肢强直，宜白僵蚕散：炒僵蚕、天麻、独活、麻黄、犀角、附子、半夏各等分。为末，姜汤送下。

妊妇中风，手足不随，筋脉缓急，语言謇滞，皮肤不仁，宜赤箭丸：赤箭、萆薢、麻黄、玉活、鼠粘子，熟地、羚羊角各一两，阿胶珠、防风、川芎、当归、苡米、五加皮、秦艽、防己（去皮）、柏子仁、枣仁（炒）、丹参各七钱五。为末，蜜丸，如梧桐子大，每服卅粒。

妊妇中风，语言謇滞，宜白术酒：白术、玉活各一两，黑豆一合。剉细，酒三升，煮取升半，分四服。口噤者，拘开口灌之，得汗即愈。

妊妇因感外风，如中风状、不省人事。以艾叶三钱陈米醋炒令热极，棉裹烫脐下，良久即省。

妊妇霍乱

霍乱者，阳明胃经之病也。平日饮食不节，酿腐成疫，七情郁结，气盛化火，偶为凉风冷食所袭，以致邪正交争、阴阳相混，心腹绞痛，吐利并作，挥霍变化，故名霍乱。如邪在上胃脘，则心腹疼痛，其吐多。邪在下胃脘，则当脐痛，其利多。邪在中脘，其腹中痛，吐利俱多。吐多则伤气，利多则伤血，气血俱伤，不能护养其胎，证殊危急，宜急治之。香附、紫苏各二钱，陈皮、炙草、藿香叶、砂仁各一钱，为末，水煎服。如转筋加木瓜二钱，胎动不安加白术钱半。如夏月得之，加黄芩钱半，黄连、香薷各一钱。如冬月得之，加人参、白术、干姜各一钱。

中气不和，霍乱吐泻，但有一点胃气尚存者，宜回生散：陈皮、藿香各一钱，水煎服。

妊妇霍乱腹痛，四肢厥冷，汗出，脉虚弱者，宜理中汤：白术、人参、干姜、甘草，水煎服。

妊妇霍乱吐泻，心烦腹痛，饮食不入，宜人参散：人参、川朴、橘红各二钱，当归、干姜、炙草各一钱，姜、枣各二水煎服。

妊妇霍乱吐泻转筋闷绝，宜木瓜汤：甘草二钱，吴萸五钱，紫苏十片，木瓜一两，水煎服。

妊妇腹痛吐泻不止，宜白术散：土术、益智仁、枳壳、橘红、草蔻仁、高良姜各等分为末，每服三钱，加生姜一片，清水煎，不拘时服。

五、胎产论治

小产

惯于小产或妊娠腰背酸痛，此多因肝火旺，易于恼怒，或过食厚味炙煿之物。用千金保孕方：杜仲四两，续断二两为末，山药煮糊为丸，如梧桐子大，每服六十粒，空心米汤送下。

胎气腹痛，兼见红将堕者：人参、白术、云苓、炙草、醋炒艾叶各一钱，熟地二钱，白芍、黄芩、黄芪各钱半。水三杯，煎至一杯温服。

气血俱虚，惯于三四月堕胎者，宜山药固胎散：山药三钱，人参、黄芪、白术、条芩、当归、川芎、白芍、陈皮、黄连、柴胡、升麻各一钱，熟地钱半，糯米五十粒。为末，米粥为丸，如梧桐子大，每服三十丸，米饮调下。

胎动腹痛下血：砂仁不拘多少，带壳同炒勿令黑，去皮取仁为末，熟酒调服。不饮酒者，米饮亦可。

气虚下血不止，宜人参黄芪汤：人参、黄芪、当归、白术、酒芍、艾叶各一钱，炒阿胶二钱。水煎服。

小产腹痛拒按，系瘀血为患，宜失笑散。按之反宽，系血虚，宜四物加参苓白术。痛而作嗳，系胃虚，宜六君子汤。痛而作泻，宜六君子合二神丸（蒲黄、荜芎各等分)。

临产交骨不开

妊妇交骨不开，产门不闭，皆由元气虚弱，产后失于调摄，以致血气不能运用。交骨不开，阴气虚也。用活命芎归汤、补中益气汤。产门不闭，气血虚也，用十全大补汤。

妊妇交骨不开，五七日不下，宜活命芎归汤：川芎一两，当归五钱，男女头发一把烧存性。为末，每服一两，水煎服。良久，无论生死胎即下。再用酥龟板一个，煎服。

难产

十月满足、或因恣欲内伤，或患潮热，或产前多吃热毒物，或七情伤触，遂至瘀血相搏，临产横逆，主以活水无忧散：益母草、白芍、生地各二两，枳壳一两，当归四钱，川芎、官桂、陈皮、甘草各一钱，鲤鱼一尾。上剉，分二服，每用水二碗，煎至一碗。临产再加好醋一匙，取无根水再煎去渣服下。又方：千金保胎散：熟地、当归、川芎、蛤粉炒阿胶珠、香附、黄芩、白术、白芍、砂仁各等分为末，水煎服。

妇人难产，数日不下，宜保产无忧散：姜朴，醋炒艾叶各七分，酒当归、川芎各钱半，黄芪、荆芥穗各八分，川贝、菟丝子各一钱，羌活、甘草各五分，枳壳六分，白芍钱半，生姜三片。清水二盅，煎至八分服。如虚极者，再加人参三五分。

横生逆产，产后诸病，宜济阴还魂丹：益母草八两，南木香五钱，当归三钱，赤芍二钱，为末，蜜丸，如弹子大，童便、好酒各半化下。临盆仓促，不能修合，只用益母草捣烂绞汁，入蜜水少许服之有效。

难产水下胞干，宜经验滑石散：白滑石一两，白蜜、香油各半盏，将油、蜜慢火熬煎三四沸，掠去白沫，调滑石顿服。外以油涂产妇脐腹上下底平之，立效。又方：去壳草麻子四十粒，蛇蜕一条，朱砂、雄黄各一钱。上为末，研为丸，如弹子大，临产时化水洗脐腹，勿留药于脐下。又方：茉莉花七朵开时摘下夹在书本内，勿令泄气，用时将花放在净盆内，以芝麻一把入铜锅，清水煎一二沸，倾入净盆，密盖片刻，浸出花味，与产妇服之，并芝麻、花瓣同咽下，但月份未满者不可用。

横生逆产方：蛇蜕一条，虫蜕十四个，胎发一团，共烧灰为末，分二服，酒调下，须臾更进一服。

难产胎衣不下，并治产后诸病，宜乌金丸：蛤粉炒阿胶珠一两，苏木一两，艾叶、谷芽、麦芽各二两，蛇蜕（全者）一条，煨姜五钱共为末，炼蜜为丸，如芡实大，每用一丸，童便和酒化下。凡修合此药，须择晴朗天气，尤宜讲究卫生。

治难产方：活雄鼠肾一副，元寸一分，捣烂分作三丸，辰砂为衣，白汤送下。又方：金毛狗脊一个剉碎，用水、酒各一碗，煎至一碗，密布过滤，温服，母子俱安。

临产难落，宜济生汤：当归三钱，川芎、枳壳各二钱，香附、腹毛各钱半，紫苏、甘草各一钱。水煎服。

临产腹痛，宜催生如意散：人参、乳香各一钱，辰砂五分，为末。临产时急用鸡子清一个，姜汁调服。

胎死腹中

如产妇唇、血皆青者，子母俱死。若舌黑或胀闷甚者，子死母存，先以平胃散二两酒水各半煎，再入朴硝五钱服下。或用朴硝两，童便调下。

死胎不下，用凤仙花根四五寸剥去皮，将根插入阴户，即化而下。又方：桂香散：桂心三分，元寸一分为末，酒下。又方：黑豆三升醋煮浓汁顿服，立出。

急救难产，治死胎，胞衣不下，《临证指南》有此方，词曰："三麻四豆脱衣裳，上研细末加麝香，共成一饼贴交骨，须臾母子两分张。"汪云此方用蓖麻子三个，巴豆四个去皮，元寸二分，同研成饼，贴产门上交骨，其胎立下。若月份未足或稍动者，不可轻用。若月足脉虚，当日不下者，用此可验。

胞衣不下

胞衣不下，白蒺藜、贝母等为末，每服二三钱，米饮调下。

血寒胞衣不下，宜三蜕散：蛇蜕一钱，蚕蜕纸一方尺，蝉蜕四十个。用罐存性，研末，饮流水调下。又方：夺命丹：归尾、川牛膝、木通、冬葵子各五钱，滑石四钱。水煎连服两副。又方：黑神散：当归、五灵脂、良姜、川芎、熟地各五钱。上药晒极干，以瓦灯盏盖定，文武火煅一炷香，置地上去火毒，研末，并调入花蕊石末（另研）二钱，百草霜五钱，乳香三钱，琥珀一钱（另研）。醋糊为丸，如弹子大，每服一丸，临用时将丸投炭火煅红，淬生姜汁，自然化开，再入好酒童便调服。

下胞衣及肠缩方：草麻子十四粒，去壳研涂足心，胞衣立下，随即洗去，否则，肠出可危。如肠出，即以此药贴顶心，肠即缩回。

胎衣不下，去黄鸡子清一个，以醋一合和之，啜入口中，即下。又方：生葱白数茎，嚼之即下。又方：胎衣不下，血冲心，腹中血块，用生军一两为末，好醋半升熬膏为丸，如梧桐子大，以醋化五丸调之，须臾即下。

胎衣内停，用无名异（土子）三钱为末，以鸡蛋清调匀，贮碗中，入米醋一茶杯，热浓冲酒服之。又方：黑豆三合醋浓煎汤，服之立下。又方：草纸烟熏鼻，立下。

六、产后证治

产后通治，用生化汤。此药善破旧血，于甫娩时，产妇未进饮食，先连服二帖，可免头腹疼痛，嗣后每日一帖，精神健旺即止。桃仁十四粒炒焦研碎，干姜五分

（炒黑），炙草四分，当归八钱，川芎四钱，酒半盅。水煎服。若惊悸、怔忡，加枣仁、远志各钱半，感冒加北风、荆芥穗各钱半，头痛倍加川芎，口干加麦冬一钱，腹痛及儿枕倍加桃仁，再加醋炒元胡索二钱，腿胯痛不能举步加川萆薢二钱，酒炒泽兰二钱。

产后血气虚损，以大补气血为主，宜归术保产汤：当归钱半，川芎、酒白芍、酒蒸熟地、土炒白术、茯苓、陈皮、炒香附、黑附各一钱，姜、枣各二，水煎服。如去血过多，倍芎、归、干姜，胸腹胀满、加枳实、砂仁、川朴、山楂。两胁肋痛，加青皮、肉桂。腹痛加元胡、桃仁、红花、苏木，甚者加山棱、莪术（醋炒）。有汗加炙芪、枣仁，口干加寸冬。不发热，少腹痛不可忍，加桃仁五钱，韭菜汁和酒送下。恶露不行，加益母草、丹皮，入童便调服。吐痰加半夏。咳嗽加五味、桑皮。昏愦口噤不语，加芥穗。

产后牙关紧急，眼目直视，四肢冷：干姜（炒黑）一钱水煎入童便，服之立效。

产后虚弱，停积败血，神志不清，舌强难言，宜服八珍汤：人参、石菖蒲、地黄、川芎各一两，细辛二钱，防风、甘草各一钱为末，每服一钱，薄荷汤送下，不拘时服。

产后汁出不止，炙芪、熟地、牡蛎，水煎服。

产后阴户肿痛，或痒痛不可忍，桃仁（去皮）研泥涂之。痒不可忍者，食盐研末涂之。肿甚者，吴萸煎水洗之。

产后血晕不知人事，宜清魂散：土炒白术、寸冬、防风、云苓、酒当归各等分，加红枣一个，水煎温服。

产后血晕急治：秤锤置炭火烧红，以醋淬之，熏鼻立醒。

产后胞损，小便淋沥不止。白术、黄芪各二钱，人参钱半，陈皮、桃仁各一钱，炙草五分。水煎服。

产后血积成块胀痛，宜四物一黄汤：即四物汤加炒蒲黄一钱。

产后腹痛头痛，宜当归、元胡、血竭、没药各等分，以血竭、没药另研，每服二钱，童便和酒各半调下。

产后阴户突出，宜硫黄散：硫黄一两，菟丝子、吴萸、蛇床子各五钱。研末，每用四钱，水煎频洗自收。

产后蓐劳，寒热似疟，自汗无力，咳嗽头痛，宜猪腰饮：猪腰一具，酒白芍、当归各一两。先将水三碗煎归、芍至二碗，去渣，将猪肾切块入煎，并入晚米二合，香菰①一钱，以及葱、椒、盐等煮成猪腰粥，空心一次服下。

产后疗养问题

产后用药十误：一服耗气顺气药，反增饱闷，虽陈皮不可用至七八分以上。二服消食药过多，损脾伤胃，必致减食，甚至不能进食。三因发热误投芩、连、栀、柏，致伤胃气。四者三日内未服生化汤，以消血块；而用人参、黄芪、白术，致痛不除。五者急用地黄，而滞

---

① 香菰：学名香蕈，别称香菇、香信。

恶露。六因遽用硝、黄通便，致起泻疾，或成膨胀。七用莪、棱、苏木消瘀血，大损气血。八因习俗用山楂煎汁，损脾胃而耗真元，化凶之兆也。九服济坤丸下胎下胞。十信产保百问及妇人良方，抄袭药方，每致弄巧反拙。

产后禁用药：气血不顺禁枳、朴。伤于饮食者，禁枳实、大黄、山棱、莪术。身热禁芩、连、栀、柏，七日内禁地黄、芍药，血块痛禁牛膝、蓬棱、苏木，大便不通禁硝、黄。济坤丸损胎伤元，不可用此峻剂。

产后忌食诸物：生冷如藕、西瓜、梨等，停血作痛。寒凉如绿豆、荞麦、冷饭等，倍增块痛。肉食如猪鹅等物，易致消化不良。苋菜苔菜皆能动气，令人发烦。砂糖、酒类，能损新血，山楂伤胃气，胡椒、艾酒行血致崩，生姜发汗，浓茶汁增加块痛。

产后乡习十弊：产毕，即食牛、羊、猪、鸡、鹅、鸡子、面等，每每过量，此其一。产后食凉粉、绿豆粉、荞麦等，此其二。多饮胡椒、艾酒，殊耗新血，此其三。产后用姜数片以消血，致发热亡血垂困，此其四。产后食梨、藕、柑、橘等生冷果品，及冷茶冷药水，发致血块凝结，此其五。产后食香砂等丸，致损血气，此其六。产后二三日内，即梳洗劳神，致冒风寒，此其七。月内多言妄劳，此其八。暑月每用冷水洗手足，此其九。大寒天烘衣烫腹，烫时身暖，去则便冷，恐致凝血，此其十。

产后宜注意者：即服生化汤，饿渴甚，食白粥一碗，勿令过饱。过一时，再服生化汤，如不欲食，可连服生化汤两剂。产后不得饮酒，因酒能散血，且脏腑不胜酒力。满月后方可洗澡，一百二十天方可完全恢复劳动。冬月临产，四围当置火，常令有暖气，并下部不可去棉衣，庶免胎寒血结，以致难产。

乳痈乳吹，未成脓者：鲜蒲公英，不拘多少，捣汁，热酒冲服，用其渣敷乳上。又方：蒲公英四两，白芷二钱，煎汤数碗，作五六服，每碗和陈绍酒一分，另以渣敷乳上。又方：牙皂（烧存性）、炒蛤粉，等分为末，每服五钱，好酒调下，出汗为愈。外用巴豆三个，香油调敷痛上，豆置膏药中，四围以铁箍散围之。铁箍散：白及、白蔹、白芷梢、赤芍，上为末，蜜调涂。

七、杂治概略

妇人阴肿

妇人阴肿坚痛，宜白矾散：白矾五钱，甘草三钱，生大黄一钱，共为末，和丸，如红枣大，棉裹纳阴中，日两换，以愈为度。

妇人阴中肿痛，宜黑白散：小麦、朴硝、白矾、五倍子、葱白，煎汤频洗。

妇人阴中如石，痛不可忍，二便不通利，宜用：枳实、陈皮各四两，二味炒令香，以绢袋盛之，遍身从上至下及阴肿处频频烫之，冷则又换，直至喉中枳实气，则痛止、肿消、便利矣。

阴痒

妇人阴痒，宜大黄散：大黄（微炒）、黄芩、黄芪各一两，芍药、元参、丹参、枣皮、蛇床子各五钱，共为细末，每服二钱，食前温酒服。

妇人阴痒并阴中生虫，及茄子疾，宜硫鲤丸：大鲤鱼（去头皮）一尾，硫黄一两。黄泥糊固，火煅烟尽，去泥，研末，米醋糊丸，如梧桐子大，每服二十丸，温酒下。又方：蛇胆、雄黄、硫黄、朱砂、硝石、芜夷、藜芦各二钱半。上为末，以腊月猪脂和如膏，用细布作衬子，如指大，长一寸半，以药涂上，纳阴中，日一易。易时用花椒根三四两，水煮三五沸，拭用之。

妇人阴中生虫，痒不可忍，若食入脏腑则死，用梓树皮（焙干为末）二钱，枯矾五分，元寸一分。上药一处研匀，敷之立愈。又方：桃仁、雄黄研匀，纳阴中，仍服清肝解郁之药。又方：蛇床子、白矾。煎水淋洗，即止。又方：狼牙二两（剉细），蛇床子三两，苡米一升。煮沸热洗。又方：取牛肝或猪肝五寸，绳系纳阴中半日，虫入肝，取出亦效。又方：取鸡肝乘热纳阴中，如有虫，当尽下。又方：新桃叶捣烂，棉裹纳阴中，日三易。又方：生艾汁调雄黄烧烟熏之，更用雄黄纳阴中。

妇人阴痒且痛，目肿身黄，欲得男子，漏血下白，多思美食，用鲤鱼一尾，去头肉，取骨捣末，熬令黄黑，和以猪脂，盛之于绢袋，如常法纳阴中，至痛止，虫当自出。又崔氏疗阴痒不可忍方：杏仁烧成炭，乘热棉裹纳阴中，日二易之。又方：大蒜煮汤洗之。又方：枸杞根煎汤洗。或用小蓟不拘多少，煎汤热洗，日三次。

阴户生疮

阴生疮，如虫行状，浓水淋漓，阴蚀已尽，治宜补心养胃。人参、云苓、半夏、前胡、川芎各七钱半，枳壳、陈皮、桔梗、干姜、紫苏、甘草各五钱，当归、白芍各一两，熟地一两半。剉细，每服四钱，加姜、枣煎服。如湿热有虫，去姜、苏、桔、参四味，加苦参、艾叶、桃仁、吴萸水炒黄连。

妇人阴疮，宜元寸杏仁散：元寸（少许）、杏仁不拘多少，烧存性，为末。如疮口深，用小绢子两个，盛药满，系口，临床炙热，安在阴中立愈。

下疳湿疮

下疳湿疮，宜蛤柏散：黄柏，以磁锋刮末，蛤粉各等分，和匀掺上即愈。又方：平胃散加贯众末，每服二钱，煮熟猪肝拌药纳阴户，数日可安。

阴痔

妇人阴中生痔，九窍有肉突出者，皆名为痔。乌梅七个烧存性，用瓦罐盛酽醋淬之，乘热熏，候温手沃之。

茄子疾

妇人"茄子"下坠，用茄皮、白矾、朴硝、炙椿树皮、泽兰各等分，石灰（炒），或浓煎铁浆水调敷。又方：生枳壳，为散，煎汤熏洗。并用棉帛包枳壳滓纳阴内，即日渐消（心躁连绵黄水者易治，白水者难愈）。

阴挺下脱

妇人阴中突出一物，长五六寸，名阴挺，又名癫疝，宜当归散：当归、黄芩、炙刺猬皮各一两，牡蛎一两半，赤芍五钱。为末，每服二钱，食前温酒调下，滚汤亦可。如不效，更以补中益气丸，益加升麻、柴胡。又方：当归、穿山甲、炒蒲黄各半两，辰砂一钱，元寸（少许）。为末，每服二钱酒调下。

阴中生一物，牵引腰腹胀痛，不思食，皆因多服热药或煎煿，或犯非理房事，或因淫意不遂，名为阴挺，宜三茱丸：食茱萸、吴茱萸、山茱萸、白蒺藜、桔梗、青皮、五味、海藻、腹皮、川楝子各一两为末，酒糊为丸，如梧桐子大，每服四五十丸，木通汤调下。下虚者，加川乌、肉桂各钱半，腰腹痛甚加桃仁、枳实各二钱。又方：金毛狗脊、五味、白矾、水杨根、鱼腥草、川黄连各一两为度，分作四服，以有嘴瓦罐煎热，先以金属长小管下透罐嘴，贯挺上，先熏后洗立效。再用白薇散、凌霄花（少许）煎洗。如前药不效，则用捻金丸：元胡、舶上硫黄、炒吴萸、川楝子、青木香各二两，为末，粳米饭糊丸，如梧桐子大，每服三十丸，空心木通汤调下。又方：荆芥、椿树皮、藿香叶，煎汤熏洗。又方：草麻子叶（九角者好）、飞过白矾为丸，以纸片托掺药托入。又方：以淡竹叶煎汤洗，再用白矾、五倍子为末，干掺。又方：用温盐水洗软，再用五灵脂烧烟熏之，然后用草麻子研烂涂上，如入，即洗去。

妇人癖瘦防冷，备五加皮汤：五加皮、干姜、丹参、蛇床子、熟地、杜仲各三两，地骨皮、天门冬、钟乳石各一两，剉细，以生绢袋盛之，用酒五斤，浸二宿，每服一盏，空心食前服。又方：远志、干姜、莲花各半两，蛇床子三钱，五味二钱，为末，过罗筛，棉裹纳阴中。又方：蛇床子、吴萸、甜葶苈各半两，没食子一枚，为末，棉裹纳阴中，以腹内热为度。又方：蛇床子一两，吴萸一两半，元寸（少许）为末，蜜丸，如酸枣大，以棉裹纳阴中。

妇人交接阴痛出血

妇人交接，阳道违理，或他物所伤犯，致血流不止者，取釜底墨、断葫芦涂药纳之。

童女交接，阳道违理，出血不止，用发烧灰为末，青布蘸末涂之。又方：割鸡冠血涂之。又方：赤石脂末掺之。又方：五倍子末掺之。

小户阴缩嫁痛

甘草八分，生姜五分，白芍四分，上桂二分，以水一碗，煎半碗温服。又方：海螵蛸为末，酒调服方寸匕，日三服。又方：小麦、甘草各等分，煎汤洗。

伤丈夫头痛，四肢沉重，虚吸头痛：生地八两，芍药五两，甘草三两，香豉一升，葱白一斤，生姜四两，以水七升，煮取二升，分三服。忌房事。

若头痛，欲呕闷，宜桑白皮汤：桑白皮半两，干姜、桂心各三钱，大枣二十枚，酒五升，煮取一升，去渣温服。

第三编　病案记述

一、内科

（一）肺痈

案1　黎××，男，60岁。

咳嗽月余，痰臭色绿，面呈萎白，目暗无光，时有恶寒现象，脉见浮大中空。断为肺痈，然未成脓。仿徐灵胎治肺痈五法，以甘凉泻火为首。

黄芩三钱　黄连二钱　黄柏二钱　银花四钱　丹皮二钱
苡米四钱

服两剂，情况无改变，更用滋润养血法。

火麻仁二钱　冬瓜子四钱　苡米五钱　生地三钱　阿胶珠三钱　当归三钱　赤芍二钱　连翘三钱

服两剂，痰臭已减，余情如前，采用清降驱痰法。

浙贝五钱　苡米四钱　丹皮二钱　海浮石三钱　银花四钱

服两剂后，痰已显著减少，但云身体不适。改方：

佩兰叶二钱　白薇二钱　香薷二钱　橘络四钱　败酱草四钱　苡米四钱　茅根三钱　象贝四钱

服两剂，诸恙均见好转，改用填空补气法。

白及四钱　黄芪四钱　阿胶四钱　苡米四钱　银花四钱
龙骨三钱　牡蛎二钱　冬瓜子四钱

另加新榨出之无盐芥菜水一盅兑服。服两剂，痰臭全解，仅早晚咳嗽。改用：苡米一两，冬瓜子一两，包于鲜嫩荷叶内，置清水中熬煎一小时，再入榨取之芥菜汁对服，自此告痊愈（芥菜汁，即做盐菜挤出之水汁，装入罐内封好，埋于门槛根下，七日后无辛味取出，每日用一大盅，先放饭上蒸热，以热米汤对服）。

案2　徐××，男，50多岁。

咳吐脓痰，臭气难受，脉见滑数，体瘦形焦。古云"咳脓者不治"，余固辞之。然患者再三请求，姑以生黄豆令嚼之，验其吐否，乃拟方：

银花五钱　败酱草五钱　象贝三钱　连翘二钱　桔梗二钱　苡米二钱　大黄二钱　黄芩二钱　土茯苓二钱

服八剂，咳嗽、脓痰及臭气均见减少，改方：

白及三钱　阿胶三钱　苡米四钱　丹皮二钱　北芪三钱
海浮石二钱　冬瓜子三钱

再服八剂，痊愈。善后法：苡米一两，冬瓜子一两，鲜荷叶包好炖服。

案3　徐××，男，40岁。

咳嗽畏寒，痰多且臭，夜卧不宁，低头即觉臭气上冲咽门，脉尺寸浮紧，关部见沉，舌色红滑，形容枯槁。肺虽成痈，尚未化脓。急宜开窍清金，拟方：

麻黄钱半　桑白皮二钱　前胡钱半　象贝二钱　茵陈二钱　光杏仁二钱　橘络二钱　百部二钱

服两剂，夜咳较稀，不觉恶寒，脉浮不紧，惟痰臭如前。采用去毒解热，养阴清金法。

银花四钱　苡米三钱　象贝三钱　海浮石三钱　百部二钱　茵陈三钱　白果二钱　败酱草二钱　鲜茅根二钱

服两剂，脉无浮象，关部搏指，面色回润，痰臭亦减。于原方去百部、海浮石，加冬瓜子三钱，白及二钱，阿胶珠三钱，北芪三钱，鲜荷叶一片。同煎。

再服两剂，其妻以为病已痊愈，仅属体弱，乃杀鸡供食，食后痰臭复作，气逼难受，睡不安宁。余以为不独伤食，且有房劳，仍守前方兼泻肺解毒法治之，获愈。

（二）喘咳

案1　一老妪，女，55岁。

素患咳嗽，气逆痰多，脉沉无力，独寸口滑数，舌无苔，涎沫满布，形色㿠白，痰声漉漉，气上冲胸，俯仰不得，临夜大汗，漫及头颈。良由肺寒而引肾气，致成痰喘肺痿，非哮证也。法当温肾固真，清金止浊。

白附三钱　益智仁二钱　炙桑皮二钱　紫菀二钱　巴戟天二钱　半夏钱半　百部二钱　煨姜一钱

外加黑锡丹一小瓶，随药吞服。

服四剂，汗少气平，尚能仰卧。但畏寒甚，毛骨耸然，改方：

益智仁二钱　炙桑皮二钱　紫菀二钱　巴戟二钱　煨姜一钱　明附四钱　肉桂一钱二分　蛤蚧（酒浸置瓦上炕酥）二钱

仍加黑锡丹一小瓶，随汤吞下。

服四剂，无畏寒现象，但仍咳喘自汗，乃令购蛤蚧（制法同前），每日早晨以米汤送服蛤蚧末（一对分两日服）。服后喘汗均愈，仍咳嗽。余断其肺、肾两不司职，迨后恐变足肿身肿。

案2　周××，男，22岁。

喘咳八年，时或痰中带血，脉象浮滑，不能劳动。此由肺窍闭塞，致肺气不宣。令取鲜藕一段，留两头节，于一端之近节处切下寸许，以备作盖，然后从孔内灌入白蜜，盖好，以纸密封刀切口，再用白布扎好，置瓦钵内煮一炷香，待患者乘热吃下。共吃十余次，喘咳均减轻，再用猪油四两，煎去渣，以糯米糖半斤，投入油内烊化后，加白蜜四两，不断搅之，至牵丝为度，每日化服一匙，自是诸恙皆失。今可挑百余斤。

案3　夏××，男，60多岁。

夜咳频仍，不得平卧，每至鸡鸣则大汗淋漓，热气上腾，令人烦闷。其鳏十余年，曾练坐功，旋因遗精而止。诊其脉，关尺沉滑，而寸口浮数；察其舌，微红润，舌本涎沫满布；唇色淡红，不辨寒热；察其形容，血尚华色，两颐有小块赤亮。断其阳存未亡，阴寒上击，致令肝肾不同源，肾水上泛。此肺肾脾三部同病，碍难处方。姑以：

益智仁二钱　巴戟天二钱　胡芦巴二钱　戈半夏钱半冬虫夏草二钱　云磁石钱半

另用双料黑锡丹二钱，随药吞下。

夏询何无一味涤痰与治肺药？余以肺为娇脏，不能再烁肺津。今汗出见热气，不是冷汗，知阴阳尚能维系，不如温肾，取其关键力，俾不再受寒侵袭。关键有力，真气必上蒸六腑，肺气自旺。气通，或可从此消也。服六剂，觉胸口气平，汗出减少。其自请用附桂，余以为加桂则可，而附子燥肾水，势必燥金，肺金被灼，则病将复发。改方：

益智仁二钱　巴戟二钱　戈半夏钱半　磁石钱半　冬虫夏草二钱　肉桂八分　菟丝子二钱　补骨脂二钱　条参一钱

仍兼服黑锡丹。

服十剂，汗止，咳稀，仍有喘，嘱再服六剂，加蛤蚧一对，酒酥、去头足，研末，米饮调下。最后用猪肺一叶，煮熟切片，以五味子研末，和猪肺煎食。悉如前法，获痊可。

案4 万××，女，33岁。

手足心及两胁发热而不烙手，有时毛骨耸然，阴咳许久，方能咯痰，痰稠而黄，形色焦虑，食欲甚微，喜食水果，畏惧阳光，头晕目眩。上述诸证，延续四月又半。而其断经，已达一年三月矣。医者或谓骨蒸，或谓烧骨劳，或谓干血劳等。服药二百剂，皆未得手，余诊其脉，浮数互见，而关部沉细，遂犹豫难决，取诸反关，亦形浮数，因知脉不紊乱，不能以五劳七伤论。且其舌色正常，唇见不润，显系秋燥，肺胃津液受灼，急宜救肺养胃，处方七汁饮：

韭菜一握，鲜生地一斤，梨一斤，藕一斤，甘蔗两支，白蜜半斤，童便一碗。除白蜜童便后入外，余皆取汁调匀，置铜锅内煎一炷香，再入童便煎一沸，最后入白蜜共煎，以现细米花为度，取出盛碗内，每日清晨用一调羹，开水化服，直至吃完。食后以咳嗽时痰易出，和不畏寒为有效。甫食三天，患者咳痰易出，不大畏寒，但仍发热。

服至十一日复诊，其面有笑容，思食粥，嘱用早米（糙米最妙）煮粥，以助胃津，拟方柴胡清肝饮：

竹叶钱半　柴胡（鳖甲血炒）二钱　青蒿（童便炒）二钱生龟板三钱　生鳖甲三钱　青皮二钱　香薷（微炒）钱半　鲜生地二钱　淡菜二钱　白果二钱　胡桃肉二钱　海浮石二钱甘蔗汁一杯（兑服）

服三剂，掌心与两胁不热，溲似酱汁，腹鸣哇哇，曾下苋菜水样物。余令其用苋菜（胭脂苋最好）煮汤饭，以利大小肠。食后果下血水盈盆，汗透全身，病者跃然兴起。但因其服药过多，见药生畏，向余求小单方。即令至田塍找鲜地榆（即倒挂莲，又名早子红，此治妇科血证专药，有生血、理血、去瘀之功），和鸡炖，引入肝部，盖肝能藏血也，按此法治秋燥转骨蒸者。

案5 熊××，女，40岁。

咳嗽气逼，夜睡不能落枕，自汗不已，声音低微，两肩耸立，目陷形焦，六脉沉细，痰涎上逆。度其肾气已动，痰随上泛，故不能平卧。法宜祛痰宣肺。

炙桑皮二钱　云苓二钱　叭哒杏①二钱　崔半夏二钱 化红二钱　白前二钱　芥子二钱　苏子二钱　沙参二钱　茅根二钱　前胡二钱

另用黑锡丹一钱随药服下。

服四剂，气平痰少，夜睡能安，但仍自汗，改方：

云苓二钱　叭哒杏　崔半夏二钱　化红二钱　芥子二钱 苏子二钱　沙参二钱　茅根二钱　黑附二钱　百部二钱

另以蛤蚧一对（酒炙去头足）研末，分四包冲服。再服四剂，诸恙皆失。

案6 左××，男，54岁。

两年来痰凝气逼，张口透气，骨瘦如柴，脉细而沉。

———————————

① 叭哒杏：即巴旦杏。

其素有大烟瘾，知系劳伤，勉以林文忠公戒烟法为治。

台党八钱　枸杞五钱　远志四钱　茯神四钱　当归五钱
苁蓉五钱　熟地八钱　酒芍四钱　炙草三钱　枣皮四钱　怀
山四钱　菟丝饼四钱　红枣四十个　烟灰四钱

服方可加倍研末，练红糖为丸，日服三次，每次五
十粒。服十日后，每日缩减二粒，连缩十日。最后一日
两次，每次二十丸，吃完为度。其服至一个月，无气逼
现象，痰亦减少，微咳。服完一料，病情悉解。

案7　李××，男，年未详。

秋季感冒咳嗽，痰稀而白，时流鼻涕，毛骨耸然，
脉浮紧，舌红润，食欲时增时减，处方：

苏梗二钱　前胡二钱　杏仁钱半　法夏钱半　甘草一钱
桔梗钱半　云苓二钱　象贝二钱　藕节三个

令服两剂。

越二日，其云服药后无显著效果，要求吃贵重药，
最好服丸药。余为其更方：

桔梗钱半　云苓二钱　象贝二钱　甘草一钱　藕节三个
瓜蒌霜二钱　杏仁霜二钱　桑叶三钱　骦制半夏钱半　枇杷
叶钱半

服两剂，无毛骨耸然现象，咳亦见减。一日，晤乃
戚某医，告以经过，欲求速效。某医嘱服鱼肝油与参茸
卫生丸，服后食欲见增，而咳嗽依旧，间或遗精。至年
底，购服全鹿丸一斤。

来年初，咳嗽大作，两颐红光，胸郁脘闷，气急难受，食减睡少，全身不适。其再三求方，勉以：

白果二钱　胡桃二钱　海浮石二钱　象贝二钱　冬虫夏草二钱　橘络二钱　蛇胆陈皮一支　柿霜二钱　苏子霜二钱

服三剂，云不好不歹，但有汗，食欲见增。自求用鹿茸段、太子参配方成丸，余惟恐糊涂坏事，不予处方。盖此人红光满面，鼻红而鲜，说话凶气逼人，乃胃有热迫，肺无宣发，肾气有上泛趋势，恐致血涌出而痰内结也。用补剂治感冒咳嗽者，当思危害性也，录此供同道参考。

（三）呕吐

案1　杜××，男，32岁。

盛暑时忽然呕吐不止，急延某医院吴院长治疗，投以吴茱萸汤。炖药时，适我过其门，遂邀我诊。患者呕声粗大，烦躁口干，呕多水液，脘闷嘈杂，脉无伦次，面向里睡，时透大气，虽大呕而喜静，断为暑热内伏，拟方大橘皮汤：

竹茹三钱　橘皮二钱　鲜芦根一两　童便一小杯

黄连上清丸一钱随药兑服，一剂而安。

吴院长之吴茱萸汤因我暗示而未服（按：吴院长在南昌骄横已极，常公开叫嚣别人不懂医理，并惯打同业，此三十年以前之事也）。

案2 熊××，女，8岁。

临夜突然呕吐不止，面色见赤，指青赤相兼，脉一息七八至，余认作水蓄三焦，法以分利，方用五苓散。傍晚服药，约过四小时，呕止，该女求食，用饭半碗，即呼饱胀难受。换方时，余知伤食伤气，嘱用煮饭锅底上之锅巴，烧成黑色，乘热服半盅，隔十分钟又服半盅，三服而愈，此法治水去而气伤也。

案3 熊××，男，16岁。

腹痛十余日，呕吐清水，兼吐寸白虫，其饿则痛甚，饱则痛缓，断必有虫。先以五苓散分利蓄水，后于方内加川楝子、扁豆，川椒，荜茇子，服三剂，呕清水、腹痛均愈。但此孩骄养成性，无肉蛋则不进食，其母给蛋炒饭，腹痛又发，此儿当有虫蚀胃脘之患。

案4 李××，女，51岁。

任何食物，入口即吐，水浆不入，日夜难安者六日矣。其脉细软无力，难辨沉浮迟数。此必上焦有热，中焦有寒，致令热物一进，热与热相争，因食入即吐。疏方：

吴萸四钱　党参三钱　杭芍二钱

姜枣水煎。

服后一句钟，患者平静欲睡，未几呕渐止，惟稍哕。

次日，于原方加橘皮、竹茹，锅盆上刮下之木屑同煎服，二剂痊愈。

案5 ×马夫，男，年未详。

夜间忽而欲吐不吐，欲屙不屙，腹中绞痛，拿痧、吃药皆不见效。延至次日中午，奄奄一息，脉息全无，未敢处方，仅据名医经验类之独圣散，令觅白马粪，置瓦上炕成黑色，以无烟为度，研末，温水调下。未及两句钟，爬起欲便，倾出黑水甚多，腹痛顿减。患者再索是药，则已用完。嘱取马尿饮下，腹痛、呕逆遂止。同伴与之稀粥，吐泻复作。余以为谷食阻碍胃气，当有上下复闭之虑，即以烧盐探吐法，倾出粥食碗许而安。因知嘱忌谷食三天，可进百合粉、藕粉，并连服保和丸三粒而愈。

案6 黎××，男，24岁。

食欲颇佳，但每当食后半小时，以及劳动时呕吐大作，必须倾尽食物而后已。由是天天闲坐者，四五年矣。其面色灰黄，脉浮而软，乃由胃津枯竭，以至不能任劳。患者无力服药，欲求单方，余令购甘蔗一支，炖水代茶，或用荷叶包肉煨食。最后可找黄鼠狼肝，瓦炕研末，温酒冲服。其三方皆采用，果验。

案7 万××，男，25岁。

病呕三年，时发时止。月来食入即呕，不倒净胃中物，不得罢休。医者断为膈证，引言"痰瘀鼓膈，妙药难医"。诊脉沉细有力，唇色淡红，舌中微黄而边绛。余以为膈是胃津干竭，此证是痰火上逆，投以半夏泻心汤：

半夏三钱　台党（代人参）三钱　苏红钱半　蒌仁二钱
西庄三钱　黄芩二钱　海浮石二钱　竹茹二钱　沙参三钱

服五剂，呕势和缓，但食粥即呕，食饭较好，且可闻到饭香，并欲食之。脉沉，能应指。断胃气有转机，改方：

西党三钱　半夏二钱　旋覆花（布包）二钱　代赭石二钱
竹茹二钱　海浮石二钱　柿霜二钱　瓜蒌霜二钱　沙参二钱
金石斛二钱

另用黄牛口内吃剩之草，扯出一掬，置瓦上炕干研末，入药同煎。

服十剂后，病去十之八九。再求断根方，余嘱忌闻大粪气（患者是花匠），忌食香燥物，还得忌房事。给方：

玉竹三钱　沙参二钱　冬瓜子二钱　鲜石斛二钱　东波蔻二钱　梨皮一掬　甘蔗汁一杯

连服十余剂，病去复元矣。

（四）便秘

案1 陈××，男，55岁。

便秘七八日，能食能走，但饭后作饱，夜不成寐，脉沉而紧，舌淡红而无津液。断乃中气不足，胃津枯涸，障碍运化，致脾肾同病。仿塞因塞用法。

熟地四钱　台党四钱　北芪三钱　当归三钱　炙草一钱　煅龙骨二钱　巴戟二钱　益智仁二钱　淡肉苁蓉二钱　补骨脂二钱　姜枣

服二剂，大便通。服毕四剂，发嘈杂，有时透大气。于方中去益智、补骨脂、肉苁蓉，加金钗二钱，怀山二钱，覆盆子二钱，荜澄茄二钱，两剂而安。

案2 金××，男，50岁。

便秘五日，烧热不退，舌黄唇赤，两颐红亮，脉见浮数，两胁隐痛，味苦，恶食。余作胃家实处之。

川朴二钱　大黄（水浸不炊）三钱　风化硝二钱　枳实钱半

服两剂，下丸子屎多节，顿感舒服。复诊脉数而软，解以葛根解肌汤，两剂而愈。

初诊处方时，某谓此证乃少阳之候，不可以用承气也。其据理为胸胁隐痛而味苦，余以为此证阳明为主，盖胸胁虽隐痛，而不觉苦满，是不具少阳主证也。至于味苦，太阳、阳明皆可有之，非少阳独有者。

（五）呃逆

案1 魏××，男，50岁。

烧热后打呃，面红唇紫，舌有裂纹，诊脉浮数无根。臆测胃津枯竭，乃变相煎厥，不敢处方。然病家一再力促，遂以五汁饮投之。

萝卜捣汁、梨汁、藕汁、郁金（水浸捣汁）各三钱，甘蔗汁一杯。和匀冷服。及暮，呃声较短，仍未停止。

复诊脉数无力，诸恙如前。余虑其素来酒醉终日，胃津枯竭，致有胃脱之虞，勉以：

枇杷叶二钱　金石斛二钱　麦冬二钱　郁金二钱　玉竹二钱　生石膏三钱　赭石二钱　旋覆花（布包）二钱

嘱服一剂。其归家，出示吾方，群疑此药平凡，遂弃之。另延某医治疗，取用大剂参附成方，另日黎明，鼻舌皆出鲜血，目珠赤如朱砂，急求冷饮，是日正午告卒。

此系病后变症，热灼胃津，已成煎厥，万无生理。

案2 裴××，男，18岁。

素来喜饮冷水，暑天某晚喂牛归，恣饮新汲井水，复食土瓜，次日发生呃逆，声从中焦冲上，每呃必牵动全身，并漉漉作响。余观其腹大如鼓，翻来覆去，浑身抖擞，呃声粗短，脉浮且数。断其水停心下，用霹雳散吹鼻，外以灯心通之，霎时喷嚏连作，目泪汪汪，顿觉轻松。余以霹雳散有毒，不可连用，遂停止。斯时患者作呕，乃以食盐置刀上，用火烧红，淬入盛井水之盅内，令患者服淬盐水，旋即呕水一面盆，腹胀顿解，呃声渐平，已不闻漉漉声矣，开方旋覆代赭石汤，二剂霍然。

此饮水过多，水停心下，气逆而呃，乃取"越而上之"之法，以通胃络。

案3 叶××，男，51岁。

呃逆五六日，曾用箬叶煎水吃，用灯草通鼻，又用霹雳散打喷嚏，呃逆稍减。未几喷嚏不停，随即鼻衄不止，其面赤唇红，脉象浮大，急以旋覆代赭石汤煎服，鼻血减少，再服第二剂，呃声依然，且系一舂一舂。

再诊脉浮细无力，关部见沉，断为胃寒。面赤者，假热也。一舂一舂者，呃在下焦，丹田无阳气上升也。虑有关格变幻，改方：

附子二钱　上桂一钱　炙草一钱　炙西党二钱　九节菖蒲二钱　煨姜一钱　枣二枚

水煎，童便一杯兑服。

服后呃止大半，不再一舂一舂，自觉微汗。因进粥一碗，呃声复作，断续不停。知胃中有水气，再用旋覆代赭石汤，服之收效。

案4 黄××，男，30岁。

病呃，家人咸认为败症，急于求救。脉数有力，前后相应，面赤而亮，唇舌微红，此人素喜炙煿，恒以酒代菜。断乃热停上焦，实由饮食不节所致，非大病后之虚呃、冷呃可比。书方：

枇杷叶二钱　鲜芦根三钱　旋覆花（布包）二钱　九节菖蒲钱半　代赭石二钱　原寸冬二钱　藕节三个　公丁香一钱

连服四剂，病告霍然。大凡呃症误于人参桂附者十之八九，而误于清凉者，十不得一耳。

此人呃病获愈后，乘舆至南昌吃酒看戏，并纳一妾，住客栈四月有余。一日，携妾过吾门，见其形容大变，肌削骨露，走路挺胸，语言反常，不若往日之从容态度，度其有蛊惑病。来年春，腹大如鼓，不能转侧，亦不能多食，二便不通者五日，日夜不宁。脉无伦次，仅关部应指。检验足板心，已填满而不见纹，人中亦平，两腰不能插手。似此情况，已频肝肾两绝无疑。总由酒色过度，酿成蛊胀，此蛊字当系血气相搏也。乃父力促拟方，余写一"蛊"字，请其翻书考核，且云此人满盘实证，实属虚候，青筋贯胸，胃气亦绝也。今肝、肾、胃三家俱绝，危在旦夕，乃谢绝处方。好酒贪色者，当以此为戒也。

（六）食物中毒

案1

垫下村熊家一妇，在草坪上得到草菰一篮，归家煮食。午后二时左右，全家八口均不作声，伏倒地上，邻人向我索方，令取草菰生长地上之土，化水澄清温服。傍晚，八口安然。

案2 袁××，男，4岁。

腹痛叫喊，日夜不安。问其曾食生冷否？旁人指盛田螺之缺缸云："吃过田螺。"余视缸内，见马蟥浮出，忆医书（书名记不起）有误食马蟥而腹痛者，遂疑其曾吃马蟥，嘱取黄泥水给儿食，无效。后经老农指点，改取田中泥水，服下竟愈。

（七）腹痛、泄泻

案1 王××，男，15岁。

泄泻一月不止，不渴，能食，肢软神疲，脉涩腹胀，舌见黄褐，断有积湿，方用：

西庄二钱　朴硝一钱　枳实一钱　山楂钱半　广香八分

服一剂，大下杂物，腹胀大减，两剂泻止。因患者不愿服药，自此而愈，此通因通用法也。

案2　徐××，男，43岁。

腹痛，满腹哇哇如雷鸣，面色惨淡，舌色灰白，脉象沉滑，食欲、大便如常。此由饮食不节，致水蓄三焦，处方五苓散加味。

泽泻二钱　猪苓二钱　云苓二钱　白术二钱　桂枝钱半
吴萸二钱　川姜一钱

服下一剂，腹中无响声，痛亦减轻。改方：

扁豆二钱　焦楂二钱　上桂八分　泽泻二钱　云苓二钱
猪苓二钱　白术二钱　川姜一钱　吴萸二钱

服两剂，获痊愈。

案3　江××，男，12岁。

腹痛、泄泻、口渴，面色微红，舌无厚滞，中心黄色。此宿食停滞中焦，致痛时捧腹大叫，不宜攻下，以消导为主。

麦芽二钱　川朴钱半　山楂钱半　半夏曲钱半　大白一钱　苍术钱半　广香二钱　黄连炒吴萸二钱　金铃子钱半

一服而安。

案4　熊××，男，年未详。

食王瓜后，泄泻不止，血似射箭状，烦躁坐卧不安，脉见数滑，乃热迫下注，与湿相搏，致成飧泄。以地浆水煎服：于门槛内挖一坑，深尺许，用新汲水倾入，手搅百下，取出，贮罐中澄清温服，泻稍减，疏方：

黄芩钱半　黄连钱半　伏龙肝一块　益元散三钱　炙草一钱　乌梅两个　金钗二钱　楂肉一钱

此黄土与黄连进退汤合用，服后得全功。

案5　熊××，男，36岁。

常患腹痛泄泻。此次发病，乃食生冷油腻而起，日下利数十行，体渐不支，起坐不稳。其腹鸣如雷，稍觉疼痛，舌苔厚滞不渴，亦不恶寒，脉见沉滑。初投五苓散，无效。

复诊改方：

附子二钱　补骨脂二钱　煨肉蔻二钱　炙党参二钱　益智仁二钱　川姜一钱　东波蔻钱半　焦术二钱　乌梅二个

服两剂，日下利仅二三次，于前方加：

五味子钱半　赤石脂炒当归二钱

两剂痊可。

此证系洞泄，故五苓散不效。

案6　卢××，男，25岁。

一贯身体强壮，无疾病。某晚攀鱼，被横木撞伤脐下，并摔了一跤，随即疼痛难忍。另日人事昏沉，痛苦难言，脉浮数互见，面红而亮，目合眉蹙，翻来覆去。其父疑是房劳成痛，余问其阴茎痛否？答曰不痛，但小腹气往上冲。因疑是奔豚，然细察之，不咳不喘，何来奔豚？必乃跌仆受凉，激动肝气，致令小腹作痛，肝性急，宜缓之。疏方逍遥散：

柴胡二钱　黄芩二钱　生地各二钱　川芎钱半　炙草一钱　炒白芍三钱

服一剂，当晚较安静。另日微热蒸蒸烙手，面朝里睡，透大气，知热从外解，不能补肾，于原方加：

丝瓜络三钱，凤尾草钱半同煎，另用左金丸一钱，随药吞服。

服二剂，热退痛减，患者能起床，小腹无气上冲现象，喜按。改以养气安肾法，以防水不济木，致动肝风。

荔枝核二钱　生地二钱　杭芍二钱　肉苁蓉二钱　菟丝子二钱　覆盆子二钱　安痛藤二钱　炙桑螵蛸十个　当归二钱　川芎钱半　丝瓜络二钱

两剂而痊。

（八）交肠

蒋××，女，24岁。

二便反常，逾半月之久，不肯告人。伊夫外归，询之病情，告以小便出屎，大便出尿，伊夫闻之骇然。迭延数医，皆未应手。后更黎医，适我由乡进城，过蒋家，蒋急召之。盖与我是窗友，而黎与余，亦时相过从。商诸病情，黎认蒋妇为交肠症。余问处何方？其踌躇不决，蒋力促之，拟补中益气汤，余见之恍然大悟，预卜此方有效。黎去后，蒋询此方用意，余答以二便易位，其病因或大怒，或醉饱，或房室过度，以致脏气乖乱，反其常轨，法当开提其气，黎先用升提，诚高明之见也。服药后，是夜未见起卧不安，二便仍然同出。次日会诊，黎询用原方否？余建议原方剂量，稍予增加，即白术三钱，升麻二钱，黄芪五钱生炙各半，另加桔梗四钱，杏仁四钱。盖桔梗载药上升，杏仁宣通肺气，黄芪生炙各半者，取其补气而温中也。照方服两剂，二便不甚混乱，精神好转。黎再商善后，余意以分利为宜，方用五苓散加味，须严禁房事。依余法，获痊愈，后以十全大补丸调理之。

此从病论证，先用升提，后用分利，乃急者缓之意。至于小便出屎，余以为不确，乃黄浊水也，请同道指正。

（九）脱肛

熊××，男，52岁。

肛门脱出十余日，胀痛交加，行路碍难，六脉沉细无力，气虚下陷已明。嘱寻蜣螂七只，置瓦上焙燥研末，加入冰片和匀，先以葱白煎水先熏后洗，然后渗上药末，用手托进。另购补中益气丸四两，每日早晚各用四十粒，如是肛门渐收还原。后复发，再来索方，乃令觅田螺三四只，放入冰片，露一宿，以其水刷肛门，当晚肛门上收，亦服补中益气丸善后。

（十）吐泻交作

案1 徐××，女，49岁。

上呕下泄，面见红光，舌微红，无滞气，不渴，脉浮数。余认作水停心下，以分利为治。但吐泻未止，改以：

代赭石二钱　西党三钱　焦术二钱　公丁香一钱　炙草一钱　姜枣各二

服下呕止，然红光满面，欲索饮，又不敢饮，饮入即吐，如上焦有热，中焦有寒。吃热物即吐者，热与热相争也。换方：

吴萸三钱　杭芍二钱　台党三钱　姜枣各二

令冷服。

服下不呕，泻亦减轻，且转黄水。其吃生黄瓜后腹痛，乃用山楂研末，煎服立效。

案2 涂××，女，60岁。

上呕下泄，水浆不入者三四日（据述食水管菜煮粥后发病），脉散无度，舌色灰白，唇色惨白，此寒湿停中无疑，处以五苓散，借以分利。服后呕虽止，而泻如故，仍不欲饮。改方：

焦术二钱　乌梅三个　扁豆二钱　焦楂二钱　东波蔻二钱　金钗二钱　法夏曲二钱　炙党二钱　川姜一钱

服一包，泄止呕止，但仍不进饮食，两颐红亮，垂头丧气，贪睡，断其胃肠不升，而胃部尚有郁热，故不纳食。贪睡者，乃脾运不前也。

急宜养胃，切忌燥津，处方玉女煎加味：

玉竹二钱　南沙参二钱　知母钱半　生石膏三钱　扁豆衣二钱　连翘心二钱　麦冬心二钱

服两包，两颐红退，欲食肉，不吃粥。吃粥则大汗出，叫热。此胃热在上，热与热相抗也，遂令进肉汤，勿食肉，如此三日，完全告愈。

案3 张××，男，35岁。

吐泻交作，两足抽筋。拿痧打针后，遍身红紫，手指足趾，皆刺破出血，昏倒在地，不能语言。脉有四大纲领，但沉不起，四肢不厥，无腹痛口渴现象。断因受暑，更食生冷而起，乃令找生芋头数个，复令于门槛内挖一小坑，深尺许，以新汲水倾入坑内，手搅不停，使其旋转，但防地面脏物、灰尘坠入坑内，手搅二十分钟，用木勺盛泥水出，倒入碗内，澄清后转瓦罐煮沸。先将生芋头令患者口嚼，问其麻不麻？患者未应，但有喜食表情。再递一枚嚼之，令其吐渣，勿吞下。又问其甜否？云鲜甜。乃自索芋头，递给第三枚。嚼毕，大叫一声，满口怪气怪味，足能竖起，知已不再转筋。未几，泻酸臭水一盆，兼有未化之凉粉和糯米团。即以门槛坑内澄清之水和童便吃下。三小时后，呕止，足不缩。但泄泻更甚，十分钟内下水三盆，均有酸臭气息。余嘱速购保和丸四粒，分两日服。此人胃寒太甚，暂不宜进粥饭，可食百合粉、藕粉等，俟其闻得饭香，方可食饭。否则，恐成痢疾。

此人服保和丸后，诸症已解，即不服药。

（十一）醉饱入房

熊××，男，28岁。

因高热往南昌治疗，服药三剂而愈。回乡时买有高粱酒、大鱼。其妻闻夫将归，购肉炖好，以备迎接。抵家后，大吃特吃，图一时之痛快。孰料次日清晨，不省人事。抬至江桥诊所。视其面容，不甚痿弱，尚能手动目张，但不作声耳。其妻备述前情，予认作病后食郁治之，用消导法：

山楂二钱　麦芽二钱　神曲二钱　法夏曲二钱　苍术二钱　川朴钱半　陈粽炭一块　肉骨（烧灰）一块

同煎服。

服后声音渐开，又叫阴茎痛，知其醉饱入房，不无热伤尿管，改方：

夏枯草二钱　凤尾草钱半　琥珀屑钱半　益智仁二钱　蚕沙二钱　海金沙钱半　益元散三钱

另用肉店杀猪之猪鞭，烧存性，随药同煎，服两剂而愈。

（十二）肾泄

案1 邱××，男，50岁。

家庭富裕，生活淫逸，患黎明泄泻，两载有余，屡服理中、真人养脏等剂皆不效。余思及黎明泄泻者，肾泄也，与天明泄泻之肠胃病不同。此固肾阴不足，经云"阴不足者，补之以味"，处以青娥丸：

杜仲三钱　青盐（用益智仁二钱代）一钱　补骨脂四钱

共研末，布包，每日用猪肾一对，分切四片，纳药末炖汤。

服三剂后，改用四神丸：

五味子二钱　益智仁三钱　肉蔻四钱　吴萸三钱

服十六剂而愈。

按肾阴不足与肾阳不足治法本殊，肾阳不足者，除肾泄症外，玉茎不痿，名曰中强，乃格阳之候，宜破故纸、韭菜子各一两，炖猪肾一对（一日量）。

案2 ×道姑，女，51岁。

学辟谷，求冷食，病患泄泻，服兜涩、分利等剂皆无效。六脉浮沉不定，关部数紧，舌色似黄似褐，舌尖独绛，唇焦。其三月来，食米果、梨、苹果或凉拌粉，每晚打坐，从未睡眠。由此可见因冷食而泄泻，坐久致肾无关键力。况其泻如射箭，当系暴注，系非一般洞泄、飧泄可比，必由冷食积寒化热，而肾无关键力，致肾气上泛，变为肾泄矣。疏方：

山棱二钱　莪术二钱　胡连二钱　黄连钱半　大白钱半川朴钱半　青皮钱半　广香钱半　生莱菔子钱半　韭子一撮鸡内金二钱　麦芽二钱

服两剂，下丸子屎或白膜样粪便，积寒积热已有出路。脉沉无力，断其久病伤寒，急宜养胃，嘱其改热食，处方：

乌梅三个　金钗二钱　益智钱半　肉蔻二钱　五味子钱半　扁豆二钱　赤石　赤石脂炒当归二钱　栗壳钱半　灶心土一块

嘱服四包后，改服金匮肾气丸。如法治，得痊愈（当时余嘱其防足肿及肾气上泛，甚至腹大如鼓）。

（十三）消渴

案1　杜××，男，8岁。

口渴尿多，六脉关尺全无；视指纹，则透三关，青赤互见，不甚明亮；舌褐，中心微黄；神倦目垂，只透大气；时索饮，时小便。知是危证，欲辞出。其母原是余舅嫂，哭诉不止，要我开方，不得已，遂书曰，善食善饿是谷消，烦闷饮一溲二是肾消，终非吉象。脉绝两部，独留寸口，浮无根，指纹透出三关，舌褐色，无胃气，非危症而何？万一要我开方，请孩母尝儿尿，若是甜味，胃气已竭；无甜味，肾气尚存。今面垢，明日若现青色，势将捐馆矣。书毕，坚辞去，另日果卒。

案2 赖××，男，43岁。

失业赋闲，贫病交加，面呈鬡黑，形消骨露，发音低微，不能尽言，精神疲惫已极。且发热、泄泻、口渴，随饮随溲，脉象浮洪，舌红而燥，唇焦，发烦。断为消渴，已达危候。处方：

乌梅一两　木瓜八钱

浓煎服，两日服毕。

服后渴热均减，而泻不止。改方：

文蛤二钱　炒苡米二钱　生于术二钱　炒于术二钱　生谷芽二钱　炒谷芽二钱　乌梅十个　木瓜三钱　五味二钱　竹叶一钱

服三剂，溺止泻减。惟终日昏睡，食欲不佳。换方：

西党四钱　扁豆三钱　杭芍二钱　五味钱半　金钗二钱　光山二钱　盐水炒知母钱半　覆盆子二钱　菟丝子二钱　粳米一合

先炖去水米，再入药煎服。

服四剂，前证均解。后足肿，令服四君子丸，每日米汤吞服四十粒。盖三消中之谷消较难治，必得谷气养胃而奏效。

（十四）虫证一例

胡××，女，40岁。

三年未食米饭，仅吃面或小麦粥，闻食气则腹痛，并呕清水，须食热物而暂止。脉中空，不搏指，面色惨白，怀疑胃有除中变幻，遂辞之。其夫再三求方，犹豫良久，因思患者每进食，必得糖和之；遇腹痛，呕清水，必进热物而后安，此虫证之征候。盖吐出之清水，乃虫吐之清水也。虫遇寒则动，故痛且呕；遇热则安，故食热物而痛、呕暂止。况舌现细白点，亦虫证之征也。按此必提驱虫剂，然虑及脉中空，胃有除中变幻，遂先投十全大补汤两剂，然后再进杀虫药。法用：

苦楝树皮（用雌的，勿用雄的。雄的不结子，有毒，能杀人）去表层粗皮八钱，水煎，听用（勿在患者住宅前，避免患者知道）。另用鸡蛋一个，去壳，置茶油内煎极香，以碗盛之，供患者嗅其香味，勿令吃。待患者闻香后清水涌出，即取苦楝皮汤大口吞下。

但须防发晕，因下药后，虫必内骚动也。此与胃脱不同。如上法处理，患者发晕约一小时苏醒，腹痛若失。余嘱其暂食小麦粥及精肉汤（不食肉），俟胃气恢复，再进饭食，获全功。

（十五）不寐

案1 裘××，女，50岁。

两感伤寒，病愈后连夜不寐。某医以为元气大伤，投方人参大剂，令服十帖。当时余做客裘家，因患者是我继岳母，乃询某医曰："此证是否虚烦？"伊以鼻嗤之曰："你不懂，不要乱说。"余以能治此病，告之岳父。遂诊脉，六部浮迟，关部见数，断为大病后之虚烦。处方：

完整栀子八钱，豆豉一两，暗中炖服。

约过四句钟，患者欲睡，上床后鼾声如雷，睡足七小时，顿觉爽然无所苦。

斯时某医尚在吾岳父家打牌，闻病好竟跃然而起曰："我说不错，但竟有人议我不是，什么鬼东西！"并叫我岳父不可听人乱言。岳父当即以我之论据和医案见示，他无辞以对，逃之夭夭矣。

案2 朱××，男，年未详。

单热不寒，头痛不寐。声音微弱，与往日高声说话，大相悬殊，似有郁冒，难以申诉，其脉六部见数，肌不烙手，舌边红，中心微黄，不食不饮者六日。某医曾投达原饮、葛根解肌汤未效。余勉以：

泽泻二钱　阿胶二钱　猪苓二钱　鸡子黄一个

煎服。盖此阳亢盛，阴不入阳，所以不寐也。

服后睡眠半夜，天明时讨茶吃，是胃气已开也。更方：

黄连一钱　阿胶三钱　鸡子黄一个　夜交藤二钱　泽泻二钱　当归二钱　杭芍钱半

服后诸恙渐解，已能成寐，乃自购泽参泡水服，得痊愈。

案3　徐××，男，45岁。

鳏居十二年，家事纷繁，夜不安寐，阴囊流水，自疗与延医，服药百余剂，未见改善。脉洪大，舌红少津，两目瞳孔放大，裤裆湿透。察其面貌，其眉际现有媚态，见人似有逢迎表情。问其服何药？示诸方，皆利湿、燥湿与温补之品。综合以上诸情，断为亢阳肾热，嘱用：

灶心土一块（打细）　煅龙骨末二两

和匀后装入布袋，以阴囊置袋上，俟水流布袋，湿透为度，再更换，直至囊干水净。

内服滋阴降火剂。

川柏二钱　知母二钱　女贞子二钱　地骨皮二钱　生地二钱　连翘二钱　莲子心　丹皮二钱　苡米三钱　栀子五个

服两包，肾囊流水减少，夜睡不安。越日来换方，我以亢阳二字告之。盖亢阳与纵欲同，非湿热，乃肾热也。此因鳏居，未得女性，而激动肝火，致肝肾不同源，遂成此证，乃令服知柏地黄丸，从而获得奇效。

（十六）肝郁、情志不遂

案1 刘××，女，46岁。

终日疲倦，时发牢骚，食不正常，夜不欲寐，但闻呻吟之声。其夫是文学家，颇明医理，医者多不敢与之交谈。一日，其夫亲往某名医家求出诊。某医处方八珍汤，加紫石英、女贞子、夜合花，嘱服十包后，连服补中益气丸一二斤，其夫如命是从。十剂毕，再服丸药五天，其行路颠跛不稳，乃夫疑之，着人邀我往诊。及至其家，告以病情及治疗经过，并征询于余。余以七情中之肝郁，略加分析，其夫点头，私告余曰："此妇悍妒成性，常骂两个偏房，动辄气得嘴乌面青，并常辱骂于我。"并问余有何方术？余曰非药饵能效，此病权衡在你。经云："怒以喜胜之。"而后你须更换旧章，常与此妇接近，择其所喜者予之，最好与其另觅房屋居住，经常与之交谈，每日以甘草五钱煎水代茶，取"甘以缓之"之义，俟有笑脸，除服一般食品外，配以酱油、醋拌海蜇皮，取"酸以收之"之义，切忌参补。若眉际黑暗退，每日蒸食燕窝一只。嗣后欲服丸药，可与天王补心丹常服。其夫依余言，此妇病情渐减。这是个人臆测，录之以供谈笑。

案2　陈××，女，20岁。

南昌看戏回家，突然自言自笑，欢喜与人说话，但语言错乱，单笑不愁，不知饿，也不知休息，要独宿。其见余桌上《冯氏锦囊》一书，即笑以"锦囊"比画自身之荷包，表情似演戏者。其脉浮数互见，独关部不及四至，脉已紊乱。唇色、舌色、饮食等均正常。断为情志不遂，致令神不守舍，治以养心安神为主：

枣仁二钱　柏子仁二钱　远志二钱　郁金二钱　茯神三钱　竹茹二钱　枳实一钱　女贞子二钱　金钗二钱　莲子心钱半　琥珀屑二钱

嘱服四剂，并云此女娇养成性，又稍有文化知识（她是幼女，专门延师在家课读其一人），不无情志发动，宜及时物色对象，倘拖延时日，难免癫之先兆也。越五日，母女复来，云服药后较安静，渐知羞耻。但经常擦两乳，时摸裤裆。余嘱更换较大衣裤，减少摩擦，但总以结婚为是。生活方面，多吃蔬菜，宜早起，兼做些家务事，勿令闲坐，并服天王补心丹。

未几，与邻村涂姓结婚后，病情若失，乡间传为笑柄。

案3　田××，女，19岁。

平时喜读爱情小说，并酷嗜采茶戏。病自笑多言，整日外走，甚至两三日不吃饭。其身体丰满，无甚病容，暗笑，脉浮紧，独关部搏指太盛，疑之。询之经期，其母曰无异常。该女时常摩擦两腿夹，又摸胸腔，愁眉叹气，似有隐曲。问其订婚否？母云曾谈数次，但得此病，怎好言婚事？余以为非订婚不可。盖虽可服药，而不能夺其志也。其父解余意，信以为然。遂拟方，治之以清心养气。

金钗二钱 莲子心二钱 枣仁二钱 柏子仁二钱 远志二钱 茯神二钱 当归二钱 九节菖蒲钱半 郁金二钱 竹茹二钱 姜、枣各二

服三剂，仍然自笑，但外出时间减少，能按时归家吃饭。

一日，杜某到我家探问此女是否疯病？我以此女很聪明，是情志病，非疯癫也。杜告其次子拟与此女订婚，但虑及此病是否得愈？对生育有无影响？余以为可令双方见面，如双方心愿，心情获得满足，情性自可正常。生育之事，更无妨也。

该女服药数剂，无什反映。数月后结婚，一切正常，已生子女四人矣。

案4 刘××，女，30岁。

潮热半月不退，喃喃自语，双目现媚态，时窃窃暗笑，一望而知精神失常。据云每月行经三四次，不得干净。时而关门睡觉，时而夜半起床，自言自语，面不向人，察脉浮数，唇舌微红。断其每月行经三四次者，乃错经也。自言自语，面不向人者，是情志不定，当有六

郁中之情郁，不是癫证，法以舒肝养气，用药不成汤。

省头草二钱　郁金二钱　鲜生地二钱　鲜石斛三钱　九节菖蒲二钱　竹茹二钱　蛇胆陈皮末一支（随药化服）　荜澄茄二钱　绿豆衣二钱　栀子皮二钱　橘络二钱　荷叶一小片（同煎）

嘱服三四包。

此方用生地、鲜石斛、绿豆衣等清胃热而养肝木，盖其人素喜炙煿。用省头草（佩兰叶）、九节菖蒲、橘络以透络，以免血热妄行。

越三日，乃翁来换方，云能到堂前坐，遇生人自知避开，嘴动吞痰，渐思食。当时问不出有无经血，故于前方去石斛、生地、荜澄茄，加莲子心钱半，荆芥炭二钱，当归二钱，童便兑服。

原方去石斛、生地者，防过凉而伤气息也。加当归、荆芥炭，借以散瘀。

服四剂后，神识渐趋正常，仍自言自语，改方：

九节菖蒲二钱　远志二钱　枣仁二钱　柏子仁二钱　竹茹二钱　郁金二钱　西党二钱　茯神二钱　枳实一钱　姜枣各二

此方温胆，因胆寒则肝气不宁，胆为中正之官，胆无病，则诸郁自解矣。

嘱服数剂，并告乃翁送其丈夫身边，定然痊愈。如我言，生下一男一女。

案5 王××，女，22岁。

病狂笑两年余，见人尚害羞，不说病情。前医以为热入血室，引起狂笑，欲以癫治。余询之狂笑是否起自行经期中？乃翁曰经后。余以为既非经来发生狂笑，且此妇乃独自发笑，并未达狂之程度，更无狂言乱语形象，此实有隐曲之情，碍于言表者。因复询其夫妇感情如何？乃翁云，其子一介书生，尚就外传，每归一宿，即回学堂。其归时，或与我同睡，未见进房与其妻谈话。余告乃翁，此病须从两方着手，一面令此妇得与丈夫相处，以遂所欲，其隐曲自解。肝郁得解，而胆自有中正之力，其笑自可潜消也。至于服药，不过辅助而已。拟方温胆加味：

竹茹二钱　枳实钱半　远志二钱　茯神二钱　台党二钱
九节菖蒲二钱　郁金二钱　陈皮二钱　戈半夏钱半　姜枣各二

乃翁依余法，果获奇效。

（十七）类中风

案1 裴××，男，60岁。

大病伤寒，自服药数十剂而愈。一日，剃头时眉梢稍出血，忽然倾倒于地。脉洪大无伦，舌中心红而微黄，唇见紫色，目合牙紧，认作血分中风，以黑神散治之。

黑荆芥五钱，水煎，童便兑服。一小时后，患者张目，叹气，左手振动，似稍知人事，不作声，口内流涎。嘱取：

黑豆三合（炒），与黑荆芥同煎服。是夜九时，患者叫"哎哟"，转身向里睡，无什变相。

次日再诊，面色隐隐带红，脉不洪，但起伏不定，唇色舌色如昨。问其思食何物？仅微微摇头，不能作声，时以手扪胸。其子曰："前天食糯米饭一碗，并食腊肉，自此即感胸闷"。余以病后食郁论治，处方越鞠丸加减：

楂炭二钱　苍术二钱　神曲二钱　半夏曲钱半　广皮钱半　鸡内金二钱　川石斛二钱　陈棕炭一边　猪骨（烧灰同煎）

服二剂，病势大减，胸郁解，已能言，其自服保和丸、黄金丸而愈。

案2 李××，女，55岁。

身体肥胖，素嗜酒肉。一日正用膳，碗筷忽然落地，身往桌下一仆，桌子菜碗全部翻腾。口吐涎沫，卒然不语，牙关紧闭，唇色青暗，目合嘴歪，身不转侧，面红汗出，昏迷失知，脉虽有，而度数不明。知为类中之腑证也，当有热痰，阻碍升降。旁有万某曰："老年中风，多属虚候，请投补剂。"余以为老年中风虽多虚证，然此证是热极生风，宜清热豁痰。若投大剂补品，恐与此证难合。须先开窍通关，一俟声开昏解，再行拟方服药，乃以至宝丹一粒灌服。服后三小时，患者透大气，以手抹汗，口叫要茶。但刚喝一口，突然呕出痰涎一痰盂，遍身汗出，舌仍謇涩，嘴仍左歪，略见循衣摸床，时呼肚内发烧。另日再服至宝丹一粒，并给方：

竹茹三钱　九节菖蒲钱半　蛇胆尖贝末一支　荆芥炭二钱　钩藤二钱　瓜蒌仁二钱　关蒺藜二钱　郁金二钱　白矾二钱　薄荷二钱　橘络二钱　鲜生地二钱　当归二钱　龟板三钱　鲜桑枝三尺（如无鲜桑枝，则以桑寄生代之）　竹沥一杯

连服四包，嘴歪减轻，两手能摸身上衣，语言较为清楚。更方：

羚羊角一钱　关蒺藜二钱　刺蒺藜钱半　桑寄生二钱　当归二钱　龟板三钱　钩藤二钱　川尖贝三钱　海浮石二钱　蛇胆陈皮一支（调服）

服两剂，言语能透彻，舌强已解，两手能托碗，但手捻不拢，夜睡鼾声如雷。

最后患者急于求好，防有虚象，每日用洋参一两蒸水服。越三日，病复发，遗尿，无声，牙关紧急，水浆不入。再延余诊，余以为此证非周年半载，不得复原，仍须忌补，以住医院疗养为宜。

住院四十日，无显著改善，每天仅进百合粉或鸡汤，遂出院。经某医投小续命汤一剂，大汗淋漓，手足摇动，更医投六味地黄丸五钱烧炭研末，开水调服。服四次，稍有知觉。

越二日再延我治，我以其原有梅毒，复以过服参

茸，万难调治，非残废不可。此妪六年未起床，妄服参茸者，当引为教训也。

（十八）顽痰塞窍

徐××，男，60岁。

平日嗜酒，喜食猪牛肉，且喘咳经常。一日由省归，是晚突然跌跤，不省人事，脉皆浮大，舌色正常，唇色暗红，面呈青色，昏昧在床。每天早饭后，即感天旋地转，不能启目，直至下午四时，方得开眼。余断其晕眩，并非脱证，必有顽痰塞心窍，致清阳不升，病如晕厥。开方：

石菖蒲二钱　郁金二钱　京星钱半　海浮石二钱　代赭石二钱　橘络二钱　西芎钱半　旋覆花（布包）二钱　竹沥一杯

服三剂，能起坐，大汗口渴，发晕欲吐，显系胃津被灼，顽痰未净，改方：

郁金钱半　白矾二钱　象贝三钱　菖蒲钱半　西芎二钱　旋覆花（布包）二钱　戈半夏钱半　橘络二钱　玉竹二钱　麦冬二钱　代赭石钱半　藕三大片（同煎服）

并嘱用猪肉砍碎如千刀肉，去油炖汤吃。暂食稀粥，不吃干饭，从此病机若失。盖清炖肉汤（去油），能助胃阳上升，益胃气，逐痰。此人嗜酒，肝强而胃枯，顽痰塞心窍，故以祛痰、解郁、除晕眩为主。

（十九）癫狂

案1 李××，女，30岁。

神经错乱，狂喊乱跳，家人无法，乃用绳索捆绑。脉数极，关部不对呼吸，狂叫，怒目视人。问及月经，伊夫告以适来二日，其间烧热两夜，变为发疯。综上诸情，断乃热入血室，激动肝气，以龙胆泻肝汤，作为初治。

龙胆草二钱　栀子二钱　连翘二钱　黄芩二钱　正西庄（水浸兑服）三钱　青蒿钱半　生地二钱

服两包，狂言减少，发气时不跳，然喃喃多语，改用逍遥散：

柴胡二钱　黄芩二钱　川芎钱半　当归二钱　生地二钱　酒白芍钱半　莲子心一钱

服两剂，病势续减，月经复行，有时自言自语，见人发笑。予以为胆寒未透，改处温胆汤加味：

竹茹二钱　枳实钱半　陈皮二钱　半夏二钱　云苓二钱　炙甘草钱半　台党二钱　九节菖蒲二钱　远志二钱　铁落一撮（同煎）

两剂而安。

案2 熊××，女，33岁。

出外奔跑，狂言妄语，不避亲疏，不知羞耻。因其手臂大力紧缩，无法察脉。仅从其身强力大，跑跳乱言，知为实证。其笑貌中，现出愁眉怒目，料其必有隐曲，未得如愿，激成肝火上炎，致令心阳亢盛，精神错乱。摸其身，有热怯手，先以逍遥散加天竺黄二钱，琥珀屑钱半，铁落一撮煎服。服两剂，接续以郁金二两，白矾一两，水打丸，如胡椒大，每日开水吞服二十粒，吃完为度。

自此病势日减，已不骂人，不热，但自言自语，发笑，不吃饭，索冷食，叫要回河南。十日后，仍喃喃自语，大便不畅，尚能外出。嘱服天王补心丹，每日开水吞服五钱。另用大红缎一尺，分两次炖猪肚吃，从此而安。

案3 雷××，男，年未详。

乱跳乱言，日夜不宁，亦不思饮食。据云烧热后发疯，曾服药，不效。脉沉至骨，面色淡白，舌中褐色，单笑，以手捻人，自言自语，喃喃不休，闻声音，立现惊慌状。断其因受惊而神不守舍，遂成癫证。书云癫属阴，当有胆寒，投以：

台党四钱　远志二钱　枳实二钱　竹茹二钱　茯神（辰砂和人乳拌）二钱　枣仁二钱　炙草一钱　九节菖蒲二钱　姜枣各二

服四剂，仍自语不休，但笑容稍敛，手不捻人，夜间可睡三小时（发病后半月未成眠），能向人索食物。改方：

硝石二钱　远志二钱　茯神二钱　西党四钱　枣仁三钱

柏子仁二钱　勾耳①二钱　九节菖蒲二钱　天竺黄二钱　金钗二钱　木蝴蝶三对　覆盆子二钱　菟丝子二钱　百合二钱

服八包，精神渐趋正常，后用安肾养心法，最后亦用大红缎炖猪肚吃，痊愈。

（二十）心肾不交

案1　陶××，男，年未详。

头晕目眩，卒然仆倒，昏不知人，每隔数日一发。其脉浮数而软，面色苍白，血不华色，神倦形焦，眉蹙声低，夜睡梦多，腰部发胀，间或遗精。中西医咸以痫证论治，服药良久，终鲜疗效。余则认作心肾不交，乃清阳不升，胃津不布，肝肾热迫而相离，水火不得互济，故病晕眩。总由手淫过度，肾水亏竭，不能养木，治以滋肾调肝。

远志二钱　茯神三钱　龟板三钱　枣仁二钱　熟地四钱　当归三钱　女贞子二钱　力参须二钱　覆盆子二钱　菟丝子二钱　杭芍二钱　肉苁蓉二钱　枸杞二钱

服八剂，夜睡较安，饮食渐增，但眉心痛，晕眩仆倒，仍然发作。于前方去力参须、肉苁蓉、酸枣仁，加力参段二钱，龟鹿胶各二钱。

服十二包，据述半月来精神甚佳，乃于上方加五

——————————

①　勾耳：即钩藤。

倍，半羚羊角末三钱研末，蜜丸，共服一月。服毕，再用丸药：

洋参五钱　茯神（人乳和朱砂拌）五钱　山药五钱　百合五钱　女贞子四钱　熟地八钱　鹿茸（去毛）四钱　枸杞五钱　当归四钱　辛夷三钱　藁本四钱　柏子仁四钱　莲子心四钱　夜交藤四钱　合欢皮四钱　金钗四钱　炙草三钱

共研细末，蜜丸，如梧桐子大，每日盐开水吞服四十粒。

服药数月，年余未发，据云近发一次。

案2　×妇，60岁。

心跳烦躁，日夜不安，闻声即惊，不能外出，怕见生人。病家以患者畏惧生人，向余苦求单方，乃令购生熟酸枣仁各一两，煎浓汁，夜间服。翌日延诊，患者面目消瘦，目光放大，确有恐惧状态，身旁有人叫不要惊慌。脉浮弦，独关部不浮，但搏指甚，不分度数。认系肝热胆寒，痰阻升降，疏方：

竹茹三钱　菖蒲二钱　郁金二钱　瓜蒌仁二钱　尖贝二钱　橘络二钱　枣仁二钱　远志二钱　竹沥一杯

服两剂，脉如原状，知前方无效，改以养心定神剂。

茯神二钱　远志二钱　枣仁钱半　枳实二钱　当归二钱　百合二钱　夜交藤二钱　柏子仁钱半　阿胶珠二钱　莲子心二钱

服三剂，脉无浮象，尺部见数，不若以前之恐惧，换方：

远志二钱　枣仁三钱　灵磁石二钱　茯神二钱　西党三钱　柏子仁二钱　莲子心二钱　女贞子二钱　熟地二钱　阿胶珠二钱　铁落一撮　琥珀屑钱半

服四剂，神事正常，诸恙悉解。有人问我获效之理，余曰心为火脏，肾为水脏，肾气挟痰以冲心，水能克火，则心振荡而不自主。必使各安其位，不但不相克，而且能相济，是以生涤痰温胆，再养心定神，然后镇坠养心安肾也。

（二十一）阴邪袭肝

熊××，男，33岁。

口眼左扯，双目胀闷，行路身向前仆，饮食如常，六脉见浮，舌红，断为阴邪袭肝，先以：

黑豆三合，黑荆芥五钱，同煎服。再以：

勾耳二钱　天麻二钱　地黄二钱　秦艽二钱　黑荆芥二钱　龟板三钱

十剂而愈。

（二十二）晕眩仆倒

王××，男，40岁。

与人斗讼，被关年余，目畏阳光，不辨青暗，跌仆在地，脉起伏不定，四大脉皆难辨。摸其身，则光滑无热，形似阴阳俱绝。眼无瞳人，白珠底黄外蓝，认系阳虚阴凑，清阳不升，阴湿上掩阳光，是以目无所视，致晕眩仆倒。疏方人参白虎汤，并重用苍术。

服一包，晕眩、畏光均减轻，但恶闻食气，舌呈褐色，脉有胎息，仍不明度数，余认为前方不合病情，更以胜湿回阳法。

苍术四钱　桂枝钱半　煅石膏三钱　白术三钱　附子二钱　丝瓜络二钱　秦艽二钱　茵陈三钱　煨姜一钱　红枣三枚

煎服。并嘱购苍术一斤，置床下熏烟，令患者闻，若病人有汗出，则速将苍术拿出，开窗透气，然后再行服药。

两日后，患者能起坐，无晕倒现象，鼻塞甚，仅打喷嚏一次。改用羌活胜湿汤：

川羌二钱　苍术二钱　香附三钱　台乌钱半　蔻仁二钱　附子二钱　苡仁三钱　威灵仙二钱　丝瓜络二钱　姜枣各二

服两剂，诸恙均见减轻。以其不愿外出，遂未再诊。后闻其喜食鳖鱼，黄鳝，已成黄胖病。

（二十三）类似风瘫

裘××，男，36岁。

不痛不痒，但不能转身，亦不能行动，无汗，睡着吃，大小便要人抱起，声颇粗壮，面带桃花色。其妻问我有何法治之，我以其延医及服药许多，皆未得效，遂不敢插言。未几，有一锄草药者到该村买红牛膝，闻有此病，找上病家，自荐能治斯疾。患者于无望之中，姑拟一试，遂问需款若干。答曰："不拘多少，待病好后随便拿。"次日果送药一包，嘱每日煎汤代茶。连服十多日，患者云身感轻松些。该草药医再来，携一大捆新鲜草药，尽摘去叶者。置锅内煎汁收膏，收膏时，曾下药末少许。膏成，嘱每天用酒兑服一盅，吃完为度。吃过二十多天，患者能转侧，自觉有汗，两足渐能挑起。服完此膏（约四十日左右），已可下床。草药医复来，带来一包零星药材，合成一剂，嘱煎服，可收全效。服毕，果验。

此事传之乡邻，乃有不信者，竟亲至病家访问。一日，该草药医来我家，告以前情，余问其何药获效，其以秦艽一味见示，且云秦艽能搜风，用法一样，制法不同。况秦艽有本地出者，有山中出者，其煎水能搜风理湿，熬膏能通关节，须开花时锄出，置屋檐吹干，若不经风吹，则干燥不润，无横行性。熬膏要放元寸，则大通关一节，盖用元寸作向导也，余后于《冯氏锦囊》中见单用秦艽一味得奇效者。

（二十四）梦与鬼交

罗××，女，22岁。

烧热不退，说身边有鬼，举家惶惶，先后做过赎魂、解太岁、降神童等，又择期请道士六人做法事，家长莫名其妙，毫无主意。余至其家，满座十余人，床下置七星灯，桌上满布灯烛、菩萨，热气上腾，碍难坐下，只好请一部分人暂离房间。

患者满面鲜红，舌红润，唇微红，六脉浮数，前后一般。形容不见干枯或憔悴，口内尚含饼渣。床头食物甚多，知其饮食未绝，惟不欲食而已。其母在旁，潸然泪下，云此女米浆不过喉者七八日，大汗出时，就叫有人，"我怕，我怕！"即往我怀里躲。其甚怕热，必扇凉风而后安，其时寐时醒，不得安睡。

当时余以为患者娇养成性，或有意装腔作势。乃对患者云，现值割禾季节，应阖家努力，进行收割，如此见神见怪，耽工失业，耗费金钱，徒增开支，你家人口多，将何以生活？你应体念翁姑艰难，安静下来，夜间叫你丈夫看护，不必惊动别人。当时患者点头微笑，知非大病，想是梦中有人与其交合，醒眼着吓，弄成怕鬼。余将此言告其母（与我乃亲戚），其母以为然，遂问患者有无此事，并问如何有鬼？

答以傍晚洗衣归，透过衣服，即往床上睡，不到一小时，觉有人爬上我身，叫了好久，无人答应，遂与之相斗，我将他挑到床下，从此吓得大汗淋漓，马上惊醒，因而身上发烧，见人就怕，见饭不思食，要许多人在房间。病情如此，拟方莲子清心饮：

莲子三钱　枣仁二钱　石斛三钱　鲜生地三钱　竹茹二钱　蛇胆陈皮末一支　郁金二钱　琥珀钱半　当归二钱　栀仁钱半

嘱服二剂，须对患者安慰一番，并托饭在手，问患者想吃否？其欲吃，口必流涎。最好做肉丸炖汤，令其母食，患者必向其母讨肉汤吃。同时，切忌暗中看她，防她留心，又行故态复萌。其家依余言，一一照办，事出偶然，果不出所料，后传为笑话。

（二十五）腰胁胀痛

胡××，男，51岁。

于食店吃酒，觉寒冷，未终席，归家后即患腰胁胀痛，不能俯仰，随之烧热不退。且身体丰满，说话雄健，面浮红光，舌绛中黄，唇微红，脉浮数，关部搏指甚，难算至数，尺无力而不浮。此脉型紊乱，必因前后失表，其面红舌绛，乃有热象，但亦不无肝肾同病。拟方：

鳖甲血炒竹柴胡三钱　麸炒青皮二钱　煅石决明三钱　郁金钱半　黄芩二钱　藁本二钱　丝瓜络二钱　橘络二钱

九节菖蒲二钱　关蒺藜钱半

嘱服两剂。

服一剂，当晚十一时叫大便，顿下黄水甚多，自觉胸脘舒畅。二剂后，夜间溏泻一小盆，兼有少数血迹，腰部胀痛顿减，两胁疼痛已解。但觉气往下行，直达肾囊，且感疼痛。脉弦坚，关部及五至，舌红润，唇不焦，断其腰痛是腑证，而非脏证。改方：

竹叶柴胡（不用鳖血）二钱　黄芩二钱　川芎二钱　当归二钱　生地二钱　橘络二钱　覆盆子二钱　菟丝子二钱　荔枝子二钱　韭菜子二钱

煎服。

另用荞麦一升，入砂锅用童便炒热，分袋盛之，放入腰眼内，并嘱防发疝气，每日可以丝瓜络一条，用酒炖服。或用连皮丝瓜一条，烧存性，水酒童便调服。如上诸法，病告痊，疝未发。

（二十六）阳痿

案1　谈××，男，40岁。

面色㿠白，神疲形焦，两肩耸立，咳嗽连续，脉大而软。其请予种子方，然知其有痿证，因直言之，乃其言有早泄现象。余因其咳声不止，肺气受劫无疑，故未敢乱投药方。余以为种子一事，须男女双方考虑，方为有济。既然早泄，当责之施受力。谈不解"施受"何意，余未便说透，请其回家翻笔花医镜，自明其义，然后再行拟方。此余断谈某阳痿早泄，玉门未入，虽施而受，然不得乐意受之，夫妇感情大有问题。录之以博一笑。

案2 毛××，男，50岁。

知医。咳喘一年，自拟方，服药数十罔效。延余往诊，留宿其家。晚餐中，备述病情，言其尚有一不堪告人之事，乃阳痿不能御妇人，此妇为去年新纳者，由于性交无能，感情不洽。其体胖，咳时气粗，痰涎并流，眼泪涌出，声音重浊，似从鼻孔而出者。近妇人，则有淫思，奈阳事不举，望洋兴叹。及入睡，又泄精。心中发烦，头大身热，气往上冲。诊脉沉细而数，且搏指，舌布涎沫，唇呈绛色，两颐微赤。断乃当初风寒袭表，既未疏散，且迭投阿胶、二冬、六味丸等滋补剂，致痰阻诸窍，至今肝、肾两实，遂成痰喘阳痿。因师洄溪治喘病阳痿一案，有肝肾两实之辨论，若能深切体会，则见解愈明，借用其法，或可有济也。余拟用三大法，即先用清润之品，加石膏以降逆气；再以消痰药，涤除诸窍之痰，然后以滋肾强阴之味，镇摄元气。拟方：

海浮石二钱　白果二钱　橘络二钱　石膏三钱　白前钱半　蛇胆半夏末一支（随药兑服）　胡桃肉二钱　梨皮一搁

煎服。

服一剂，情况无异。两剂，是夜其妇探视于旁，见药后二小时，呼吸较平，安睡半夜。及天明，于镜中自视，形色不红，舌转红润，咳时气不上冲。

再诊脉无数象，笑容可掬，断其肺津渐润，改以：

柿霜二钱　蒌霜二钱　尖贝二钱　郁金二钱　橘络二钱

沙参二钱　戈半夏钱半　白果二钱　藕节三个　梨皮一掬

甘蔗汁一杯（兑服）

服四剂，喘咳渐平。问阳痿何法治之？余以宜食淡味，离家半月或一月，候元气充足，阳事可通矣。

（二十七）滑精

熊××，男，55岁。

患流精，腰酸而胀，嗜睡，阳事无故勃举，延医多次无效。诊其脉，关滑无力，寸沉滑，尺细无力。问及病因，云惯于夜间看书，且不能独宿，但阳举不坚，虽勉强行房，随即泄精，迄今阴茎作痛，尿精滑精。余以其色欲过度，耗泄太甚，肾精不能收摄，似此虚候，焉得速效？姑以：

鱼鳔四钱　龙骨三钱　牡蛎二钱　故纸子二钱　覆盆子二钱　菟丝子二钱　冬葵子三钱　荔枝八粒　夏枯草三钱　益智仁三钱　熟地四钱　海金沙二钱　肉苁蓉三钱　酒炒丝瓜络四钱　夜交藤二钱

服四剂，尿精滑精减少。续服四剂，阴茎不痛，但阳事难举。令购金锁固精丸常服，并注意节欲，日久渐愈。

（二十八）白浊

案1 王××，男，50岁。

赋闲在家，郁郁不得志，每天早晚，出外网鱼。一日过其门，邀余坐，以"遗精"相告，云小便时发胀，有黏性物。曾服八正散等，均未见效。我思考一阵，叫其用红辣椒炒肉吃，其以为说诡话，竟置不信。越数日，遇余友黄某，怨我无视其病，说诡话。黄某深知我性情，认为不是诡话，促其不妨一试。某日，王路过南昌福太饭店，进门吃饭，但时过下午四点，菜已卖罄，独剩辣椒炒肉半碗，其灵机一动，以为正是巧合，遂购食之。顿时满头大汗，渐及全身，是晚睡觉比平常舒适。翌日再吃，归家小便，以手蘸之，已不粘手。隔日，其亲到我家谈及经过，探询究竟。余以其经常入水捕鱼，又兼嗜酒，必受湿而伤气，气伤则分泌不充，乃至积湿成浊，与尿同出，此实非精，更非遗精也。吃辣椒炒肉者，取其辛能胜湿，红能入心，辣而甜者，能悦脾健胃，肉味乃能助气，所以湿从腠理透出，遂致大汗也。若再服方，可取松树皮里木外之红嫩皮剐下，淘米水煎服，取以浊去浊之意。用松树红嫩皮者，取之芳香窜鼻，能通肺窍，肺气通，而水道自可清也。最后，嘱用金樱子兜煎水服。悉如上法，获痊愈。此法取自名医经验类编。

案2 ×××，男，23岁。

帮人打长工，每年赚谷四担，还得供养其母。其每日在水中捞鱼，每当腹中饥饿时就地采食荔梗或茅花。今临夜则小便流出白膏，屙尿障碍，坠胀难忍，脉沉至骨，六部一般，形体羸瘦，面无血色，断为湿淫下焦，致成败精塞窍。令购鲫鱼一只（四两以上）去肠杂，以龙骨五钱，牡蛎五钱用布包定，置鱼腹内，以线缝口，再用湿纸包好，入火内煨熟，俟闻得鱼香，取出去纸，用筷夹去鱼骨，单以鱼肉和龙骨、牡蛎和捻为丸，如梧桐子大，每天按岁数（一岁一丸）用米饮乘热吃下，谨防鱼骨刺喉。照服四五次，遂得全解。

（二十九）血淋

万××，男，年未详。

小便流血，不甚通畅。脉数无力，唇色焦红，舌色如常，面带赤色。知有内热，致血水同时溺出。但尿无血块血筋，毋须为虑，拟方：

草薢三钱　夏枯草二钱　炒黄柏二钱　炙桑螵蛸三钱　冬葵子二钱　韭菜子钱半　海金沙钱半　莲子心二钱　淡竹叶钱半

煎服五包，小便畅通，血量减少，精神较清快，脉仍数。断乃血淋而气虚。改方：

冬葵子二钱　蚯蚓一钱　金钗二钱　莲子心二钱　白术二钱　覆盆子二钱　桑螵蛸三钱　蚕沙二钱　黄芪二钱　鱼鳔二钱　韭菜兜一个

再服五剂，改吃补中益气丸，每日早晨开水吞服四十丸，忌挑重担，后得痊愈。

（三十）气淋

闵××，女，36岁。

孀居数年，膝下无子女。十五个月来，下身不干净，烦躁欲死，脉之尺寸正常，独关部数而有力，疑是心气亢甚。若以崩漏主治，而形色与脉息不合。若以血热妄行治之，而下部虽不干净，然所下不多，沉思良久，碍难探问。该妇见我难以着手，遂尽情以告。云月经按期而行，而绵绵不断者，非血也，乃浆色浊水，有酸臭气息，与月经不相混合。据此无血证可言，乃气淋也，遂投草薢分清饮加减：

川草薢二钱　萹蓄钱半　瞿麦三钱　夏枯草二钱　郁金二钱　香附三钱　冬葵子二钱　海金沙二钱　益元散三钱　莲子心二钱　桑螵蛸二钱　淡竹叶二钱　龙须草一尺（须用花缸中养鱼的）

先将龙须草煎水，后入诸药炖之。

服三剂，臭水减少，但腰胀，尿道时时作急胀，知是气虚，积久热伤胞室，于前方去萹蓄、瞿麦、海金沙、龙须草，加：

当归二钱　黄芪二钱　琥珀屑钱半　肉苁蓉二钱　蚕沙二钱　柳树根（在水内者佳）一尺

先以柳树根煎水，再入他药同煎。

令服四剂后，可购服天王补心丹（因此妇常自言自语，或自笑自啼）。并建议其觅对象，或收养一孩，以免寂寞。此妇照服上方，病愈未发。

（三十一）尿血

案1　张××，男，21岁。

小便出血，痛苦异常，其引以为羞，躲曳不言。脉洪大，舌鲜红，愁眉曲背，睡不安宁。其父云发病前，在菜地牵藤，接连三个当午，均未休息，且专喝泉水。知受地气蒸热，复饮凉水，致心阳亢盛，热移小肠。处方清心莲子饮加减：

莲子三钱　连翘心二钱　麦冬心钱半　夏枯草二钱　琥珀一钱　生地二钱　茅根三钱

灯心灰兑药服。

服两包，仍有血但觉清快。适有锄草药者，系其亲戚，叫其找韭菜地上之蚯蚓（活的）一条，捣烂，以米泔水调匀，取其汁，去蚯蚓，加入白糖调服。及晚十时，完全无血。然四日后复发，尿有血水，胀闷不堪。

余认为寒凉过甚，定有败血未出，不无癃闭之虑。方用：

　　萹蓄二钱　瞿麦二钱　赤芍二钱　夏枯草二钱　凤尾草钱半　柳树须一束　蒲黄炭二钱　琥珀一钱　海金沙二钱　蚕沙二钱　桃仁十二粒

　　令服二剂，外以米泔水煎汤代茶。

　　数日后，其父云病好了，其不愿服药，想肉吃，嘱用淡菜炖肉食，获痊。

案2　×××，男，20岁。

　　新婚不久，小便出血，脉见洪数，气粗，而颧见赤，舌中心及唇色皆红。常以手牵裤裆，时欲小便。断为房劳尿血，开以：

　　鹿角胶一两　没药五钱（另研）　油发灰一撸

　　共为末，用鲜茅根打糊为丸，如梧桐子大，每服四十粒，早晚各一次，淡盐汤送服。

　　连服三日，尿血全无，但尿道疼痛。径自照方再服一料，痛解。但近妇人时着吓，浑身发冷，余认系胆寒所致，除令节欲外，可煮食猪腰或猪肚数个，切勿乱投参附。两月后，见其身体强壮可爱。

案3　×××，男，年未详。

　　小便先出脓而后出血，家人百般笑骂，痛苦非常。六脉沉迟不一，形色枯槁，唇色淡白，舌见隐黄。断乃肾气虚弱，开方：

琥珀二钱　　海金沙二钱　　生蒲黄一钱　　没药一钱　　通草二钱　　苎麻根一掬

共煎服，十剂而愈。

（三十二）阴囊、阴茎肿

案1　邓××，12岁。

小便肿如水晶泡，阴囊大而发亮，有红丝，阴茎头之包皮打扭，向上弯，不叫痛，但吃饭、玩笑见差，贪睡，时叹气，要豆子吃。舌色微红，无甚滞气，寸口脉数，余则平平。其母云平素喜吃豆子、桃酥饼之类，爱坐地。证似湿热相搏，气结于下，以逍遥散加香附三钱，台乌二钱，郁金钱半，凤尾草二钱。服两剂，患者未叫任何痛苦，精神稍好。但适某医过其门，召入诊治，投八正散加犀角、羚羊角，服一剂，呼胀痛不已，余再诊之，舌红透，阴囊更大，红丝增多，仍用解法。

香附三钱　　柴胡两钱　　黄芩钱半　　川芎钱半　　生地钱半凤尾草二钱半　　郁金二钱　　丝瓜络二钱　　丝瓜藤苗一尺

同煎。

服三剂，消减三分之二，于前方去柴胡、黄芩，加葱白、杭芍、蚯蚓（瓦上炕焦），荔枝壳，服二剂痊愈。

案2　汪××，男，10岁。

小便上扭，肾囊肿大，色紫暗，卵头鲜红而翻出，不喜人摸，而自以手牵之。其母云平时喜吃零食，尤喜蛋炒饭，常坐地上。指纹沉暗，脉见弦数，断其肝经积热，当有虫蚀胃津，处方：

胡黄连钱半　芦荟一钱　史君子六粒　乌梅三个　青皮钱半　香附二钱　台乌钱半　蚯蚓一条（瓦炕研末）

服两包，卵头消去三分之一，肾袋转红，有热外透，双手自摸卵头，并将包皮翻转，叫痒。余确认有虫，改方：

芦荟（童便煅）二钱　醋炒胡连二钱　两头尖十六粒　雷丸钱半　韭子一撮　香附二钱　台乌钱半　琥珀一钱　夏枯草钱半　凤尾草钱半　鲜车前草三根　葱白三根

同煎。

服两包，有效。嘱用丝瓜络一条水酒炖服，从此渐愈。

去年秋季，此孩满身红籽，转成水泡，痘师治以升提祛毒法，不效。又服祛风解毒剂，亦不效。余察其疱是白色，如痦子，曾脱皮瘙痒，遍布两胁及腹部，知其湿郁未得宣发，疏方：

佩兰钱半　丝瓜络二钱　橘络钱半　茵陈二钱　银花二钱　赤芍钱半　连翘钱半　生地钱半　苡米三钱　地肤子钱半　白鲜皮一钱　丹皮一钱二分　荷梗一尺五寸　香豉二十粒

服两剂，渐愈。

此孩体弱多病，发病与人不同。至于以手牵阴，仍有此象，且闻尚偷食门斗灰和茶叶，此必系疳积症之反应。

（三十三）睾丸肿大

×××，男，25 岁。

左边睾丸肿痛，正午及夜间痛愈甚，时有呕吐，两眼发花，为其诊脉，伊言别无他病，毋须把脉。余见其粗暴不讲理，姑以：

山甲珠三钱　小茴香二钱

研末分三次酒调下，一日服完。另日再来，云痛一半，但阴囊发烧。改以：

煅牡蛎三钱，高良姜三钱研末，以自己口津调药敷上，若有火射出时，则抹去不敷，其病从此告愈。

（三十四）水蓄膀胱

案 1　彭××，男，30 岁。

整日车水，迄晚十时回家休息。是夜小便胀痛，身直不能俯仰，腰挺目晕，坐卧不安，喊叫欲绝。脉浮大，小腹下高耸喜按，我断其忍尿入房，致水蓄膀胱。处方：

云苓四钱　泽泻三钱　木通二钱　猪苓二钱　白术三钱
前仁二钱　桂枝五钱

嘱服一剂。

并嘱其妻口吸丹田穴五分钟，停吸时，用双手在小腹两旁往上推（左边九下，右边六下），未几患者叫腹胀较好些。后又用白葱捣烂，和灰而拌匀炕热，乘热做饼敷丹田穴。

当日傍晚服药，约到十时，自觉病好一半，翌日复诊，于原方去桂枝，加上安桂（研末）二钱，随药兑服。第三日，腰不挺，丹田穴不高耸，但畏寒。我断其必转皮寒，乃用芳香透络法，果得战汗而愈。

佩兰叶二钱　荜澄茄二钱　丝瓜络二钱　秦艽二钱　茵陈三钱　扁豆花二钱　香豉四十粒

案2　商××，女，30岁。

小便胀痛，日夜不安。欲求速效，竟日更三医。余察其面色青，舌淡红，脉浮数互见。前医有投利尿剂者，亦有作转胞论治，而用升提者。当时患者透大气，求水喝，以手擦少腹。此必因决渎之官失职，致令水蓄膀胱，盖由忍尿行房而起。处方五苓散加味：

云苓三钱　泽泻三钱　猪苓二钱　川通钱半　前仁二钱　白术二钱　桂枝二钱

嘱服二剂。

外用食盐炒热，以袋装之，放脐下。当晚脐下暖甚，欲呕不呕，冷汗淋漓，欲睡。至天明，病势减轻，然口渴不止，服药二剂，安然无事。

（三十五）血蓄膀胱

徐××，男，32岁。

乘凉啖瓜果，身热，汗不出者三日。目珠黄赤，身黄如橘，口渴不多饮，透大气，脉洪数，断为血蓄膀胱，用桃仁承气汤，连服四剂，汗出热解，目珠黄赤减轻。改服龙胆泻肝汤二剂，目黄赤全退，惟身黄未减，乃以纸抹其身，黄色随纸而脱。嘱用鸡蛋去白搅匀，以老黄酒冲服，黄色虽退，浑身有汗。我查其血虚，令取妇人头发一团，置猪油内煎至发烊为度，将其油和黄酒冲服，遂告痊愈。

至于抵当汤证，乃下焦瘀血积蓄所致，其证身黄脉沉结，少腹硬，小便自利，其人如狂者。

（三十六）孤阳外越

案1　熊××，男，年未详。

嫖赌无度。忽发热，精神极度衰竭，某医用生地、黄芩等养阴剂，病益严重，乃邀予往诊。脉寸尺浮滑而两关沉伏，头面色红无光，剂颈而还，自汗神疲，舌绛无苔，四肢不厥，二便正常，目畏灯光。断为孤阳外越，处以四逆汤。服一剂，情况无变，乃令其自摸龟头，是冷抑热？其问曰："何故摸之？"余曰："龟头热者不治，若冷，犹可挽救。"其告曰："冷也。"复令乃妻摸其臀部，试冷热，云亦冷。

余以龟头臀部皆冷，虽为孤阳外越，而阴尚内守，因于原方加肉桂。服后面红已退，诸恙减轻，断其必得战汗而解，遂投芳香透络剂，果验。

案2 周××，男，48岁。

体弱多病，经常服药。某年痰喘大作，烧热不退，蜷卧不言，满面红光，剂颈而还，脉无伦次，舌黄，满布唾涎，声音低微，时常以手牵阴茎。如此情况，无望闻问切之可循。余素知其挥霍成性，早有五劳七伤之根，故未发表意见，坚不开方。乃兄问我延梅医参酌如何？我仅允侍诊。梅医至，问我有何见解，我以今日侍诊，未便发言。梅径自诊脉，旋即书方青蒿鳖甲汤加参附，嘱服一剂后再诊。另日，梅医见情况无变，于前方加重附桂，再服一剂，患者叫口干。三诊去附桂，加熟地，前后诊治十一次，皆未离青蒿鳖甲。迄十二日头汗淋漓，喉间疼痛。改延胡医，投清燥救肺汤加参附。胡诊四次无效。

第五日汗收，满脸红已转暗，目光放大，以手牵阴茎。乃兄召我至，我预当晚十二时必修文地下矣，是夜果如余言。

此证我认为脉无伦次，胃津已竭，满面红光，剂颈而还者，乃孤阳外越也。其生平挥霍，当有物丧殆尽之虞。又见其以手牵阴，精管定然干涸作痛。似此险象迭见，余前后未写一字，亦未发一言。

（三十七）亡阴亡阳

案1 罗××，男，35岁。

大汗不止，日夜烦躁，遇事骂人，致无人敢于亲近。余入室，即高声叫要看脉，并怒目曰："我吃了好多药，今日你须斟酌，给你四块钱，好好给我看看。"余闻其言语反常，终非吉兆。脉之关部浮大无伦，两尺按之不住。其两手不时掀起，未及诊毕，即大叫"算了"。察其舌如镜面，唇色暗红。断其大汗不止是亡阳，舌光如镜是亡阴。阴阳俱亡，岂有生理？遂决意不开方，亦不取诊金。病家质问为何不开方，扬言不开方是有意卸责，非请人谈判理论不可。当日下午，果向我起交涉，我以不知此系何病，故不敢开方。余愿受不开方之法律处分，不愿受开方误治致死之处分。何况我一未开方，二未受钱，量无重大过失。如须交涉，可俟患者好了再谈。

该患者是夜起倒不定，大汗淋漓，循衣摸床，抽大烟则打掉灯，喝茶则茶壶落地，时拉胡琴，时唱歌曲，无一人敢近其身。未几，又将裤子脱下，往床上一倒，顿时痰声漉漉，仆卧不动。家人近前视之，其人已遽然长逝矣。

余以为似此阴阳两亡，若开方吃药，当有"庸医杀人"之嫌也。

案2 戴××，男，50岁。

痰喘气逼，大汗淋漓，曾以亡阳论治，服过大剂参附。六脉俱沉有力，余向戴分析亡阳亡阴之脉证云，亡阳者脉多洪，汗多冷，手足冷，口不渴，不欲食，不欲寐。亡阴汗多温，手足温，能食能寐，口微渴，脉沉中有紧。亡阴亡阳，有轻重悬殊之分。戴某是亡阴，不是亡阳。此汗乃阳遏于外，宜收其汗，用：

小麦一升　红枣二十枚

水煎浓汁饮之。俟汗收，再用敛阳清痰降火之品，作方阴阳两顾：

女贞子二钱　龙骨二钱　牡蛎二钱　玉竹二钱　熟地炭二钱　沙参二钱　郁金二钱　川柏（盐水炒）二钱　海浮石二钱　五味钱半　麦冬二钱　知母（盐水炒）二钱　瓜蒌仁二钱　淡竹叶钱半　粳米一撮

服一剂，当夜汗少，不须更衣，但腹响如雷，旋即小便，尿量大增，汗止，酣睡至天明，精神觉软。再服一剂，至下午连续打屁，身感觉热，遂跃然而起，散步于外，并食土瓜一边，顿觉凉爽舒适，一觉甚安。

复诊脉无太过不及，第关部起伏不定，知胃气未复，阴津被灼，改方：

玉竹二钱　南沙参二钱　金石斛三钱　扁豆二钱　五味

子钱半　麦冬二钱　煅石膏三钱　女贞子二钱　荜澄茄二钱　鲜生地二钱　蒌仁二钱　苡米三钱　东波蔻二钱　冬瓜仁三钱

嘱服四剂，并批明亡阳宜热解，亡阴宜凉解，切忌温补，谨防生疮疖。此后不免发疟（阴阳相维系，当先有战汗也），后果如余言。

（三十八）畏寒

案1　柳××，男，年未详。

六月须穿棉衣，曾服附子、熟地、参茸等达五六十剂均罔效，问我方术。我叫其吃狗肉，多吃有效。其连吃三只狗，果验。后晤面，其问狗肉何故有效？我以其恙乃卫气弱，无阴阳偏胜之虑，盖非脏寒，乃腑证也。狗性纯阳，逢冷坠地，以口鼻伏肚下，善吸土气，不怕风寒，取其有抵抗力。

案2　黄××，男，53岁。

心怀郁郁，时有潮热，或五心烦热，有时咳嗽，伏天需穿棉衣，服药鲜效，且日见沉重。一日其妾吵离婚，并索离婚费，黄某一气，晕倒在地，从此病更猖獗，不能多食，夜不安寐，时进时出，时起时坐，不欲与人说话，如是年余。曾写信要我往诊，我因未便抽身，乃以"脱营"二字见告，黄恍然悟之。其后翻书，见百合病与他相合，遂每日食百合粉及百合炒肉，后逐渐好转。

（三十九）劳伤气脱

案1 邓××，男，20岁。

父丧，办丧事六七日，未得休息。出殡时，大哭一顿，遂跌仆在地。家人仓皇失措，认为父死犯了"重丧"。适有道士在旁，张口大叫："今日戊申己酉，恰是重丧日，何敢用此日下葬？"大肆哗然，骂堪舆先生不是。当时有人以为重丧事以后再谈，现在救人要紧，遂急延余往诊。其人四肢厥冷，大汗满身，目闭神倦，唇舌均呈淡白色，恶闻人声，脉象浮数无根，尚能应指，摸其胸部，气温尚存，心跳而不急，腿夹微汗粘手，肾囊扩大下垂，知阴阳尚未离开，嘱用独参汤，以济燃眉。

熬参服下两句钟，患者汗收一半，肢厥如前，至四句钟，取回阳返本法，用黑锡丹一钱，参汤送下。至八句钟再服。

次日复诊，汗止肢温，但患者一手牵裤裆，问以故，患者难于出口，余揭视之，乃遗下之白精，疑之，身旁有同学云其有淋病。综合前证，劳伤虚脱已明。服药后脱证虽解，而淋病复发，仍是阳虚阴凑危候，殊堪棘手。处方：

龙骨二钱　牡蛎二钱　覆盆子二钱　菟丝子二钱　枸杞二钱　当归二钱　熟地二钱　怀山三钱　鱼鳔二钱　桑螵蛸二钱

服四剂，病机若失，一日至我家道谢，言及追究"重丧"事，我告其病好即是福，何故再找祸耶？万一无谓劳伤，谁人再来挽救？乃劝其保重身体，休听外人唆使。

案2 鲁××，男，30岁。

母丧开吊，大闹三日。其兄弟于开吊后分用灵轴，未得均匀，大起纠纷，患者从此得病，神志失守，茫然无知，脉四散无根，面青神青，鼻色如煤，目光放大，满盘危候，我不敢开方。其岳欲抬至其家住宿，我不负责任，乡人皆以为凶多吉少，遂抬家中，傍晚告困。

案3 李××，男，48岁。

挑埠半月，颇受寒湿，突患泄泻，自服药四五剂罔效，遂归。甫至家，即倒卧床上，摸其身不冷，视其裤裆，有水与屎，其妻颇怀疑，问且喝茶否？答要热茶，及与之，呷一口即异之。翌日想肉吃，待依其意烧好，吃一口即倾出，颇不自安。第四日来江桥诊所，见其目陷神昏，满面垢色，鼻孔两眼如深洞，六脉无根，舌呈褐色，口张唇缩，阴茎引痛，畏寒，心烦意乱，曲立不稳。此脾肾不济，已达极点，危证显明。断其劳伤过分，且有劳复变相。将至气脱，危在旦夕。余辞之，不开方。万一要吃药，可购黑锡丹一瓶，回家吞服。其欲留宿诊所，余坚辞之。李怒目视我，乃忿忿叫如抬归。

是夜十句钟①，大汗淋漓，寂寂无闻而逝。

余以为李自知医，素喜用附桂参茸，此证已吃附子不少，因而矻衰元阳，且其中尚有房劳也。其以手牵阴茎，不感受阴阳易中之阴易。如此真阳一动，气绝须臾矣。录此作研究伤寒论阴阳易和女劳复之参考。

案4 陈××，男，50岁。

精神疲惫，若有所失。某医拟方，令服四十剂，陈服至二十余剂，未见动静，自觉食欲减少，丢药不吃。数度更医，自认不合病情，悉弃之。径自找我求治，并自带伙食行李，拟住诊十余日。余见其形色憔悴，语言在腹中转，诊脉两手均不及四至，察反关，亦无动际。问其饮食如何，曰食不多，不知味，便带黑色，目视阳光及灯光均为黄色，舌中心隐黄，额上、两腋、胸部有黄汗。断为脱营证，五脏俱伤，万无生理，碍难处方。然又未敢造次，遽尔拒绝。及薄暮，力促开方，我借其旅途劳顿推脱之。是夜踌躇良久，似此病无生机，倘妄投药饵，当引认证不清之咎，遂拟参麦汤，以脉无动际为依据，若生脉有望，再作办法。为免浪费，以玉竹代洋参。

另日煎服一剂，当夜屙出两节炭色粪便，再诊与前无异，且鼻色如煤，断其五脏皆绝，为难挽救。乃向其

① 十句钟：旧称，即十点钟。

子建议从速回家。患者无奈何，潸然泪下，令我叫个病名，俾回家翻书。我以"脱营"二字告之。并对其子言明十日内必有凶险。回家后七日，气脱而终。

按脱营者，即先贵后贱，营血与卫气不相济。此证直达肝肾，实非遗精、多梦、头晕、目眩等可治之证相比拟。

（四十）阴阳易

周××，男，35岁。

回乡探亲，在家与新纳妇共宿三晚。复因其戚葬坟，在外露宿一夜。回省途中，遇倾盆大雨，衣服湿透，顿觉寒湿难当，比夜寒热交作。其人卧床，目光放大，目陷形焦，声音低微，呼吸不相接续，面色晦暗，脉无伦次，说话半句，转身不语，颈项红色隐隐，将有浮阳外见之虑，不敢开方。其同事以为我是乡下医，颇不介意。改延某医，投防风通圣散，服后烦躁大作，其妻要我开方，我复辞之。又更医，投大承气汤，病益剧，第四日送南昌医院。有人问我何故不开方？我以阴阳易告之，此证不过七日死。其起病之第七日，果卒于院。

（四十一）伏暑、中暍

案1 程××，女，年未详。

夜间偶发潮热，似有似无，人事不清，尽透大气，恶闻人声，时起时卧，面向里睡，渴不欲饮。医以正气散治之，汗出而烦益甚。从证论之，此受阴暑，暑伤气分，内外两格。而其寸脉见大，关部不及四至，尺部洪而无力。因虑脉与病不合。踌躇良久，碍难处方。遂舍脉从证，嘱其恣食黄瓤瓜，食至不喜吃为度。患者闻之，跃然求食。约食三斤有余，患者叫大便，下水液盈盆，云腹中大为舒畅，上床欲睡。余在病家达四小时，顿见病机若失。当时见其手、面部毫毛竖起，腠理定不宣通，嘱服三物香薷饮，忌油腻，预言秋后必发疟。因其喜凉恶燥，每日深巷纳凉，腠理闭塞，待秋后金燥临旺，疟不免也。至重阳，果打皮寒。

案2 ×牛贩，男，年未详。

盛暑正午，炎日当空，余路过炉坑，见路旁睡一牛贩，双手捧腹，叫肚痛难受，求水喝，但爬不起来。其面色赤，舌红，认为中暍，即请炉坑街人抬至阴凉处，先用热土置其脐上，余然后对准脐上射尿，至将土射湿为度，防热深入。不到一句钟，该患者已能爬起。后有胡医经过，给太乙救苦丹十粒，两次服下痊愈。

案3 符××，女，40岁。

深秋患潮热，不进饭食者半月，每日仅食西米粥、莲子汤等，该妇身体丰满，两颐微红，眉蹙神倦，寸尺均浮数，关部沉而无力，舌微红，中心隐黄，唇色淡红，喉间有酸苦难受。断其伏暑郁冒。眉蹙颐红，当有胃热外见，半月不进饭食，非阳明胃实之可下证，午后潮热，是腠理热，外表不热，乃腠理暑湿内伏，是以不能治表，处方三仁汤：

白蔻仁三钱　苡米三钱　冬瓜仁四钱

水煎服。

复诊脉浮稍平，六部一般，舌红，中心隐黄较厚，颐红梢淡，知胃热渐退。该妇云昨晚服药后，打呃三个，腹鸣十余分钟，夜半喉间无酸苦味，仅口微苦。余断其胃热乃暑郁激成，再以三仁汤加味：

煅石膏三钱　香薷二钱　佩兰叶二钱　沙参二钱　益元散三钱　郁金钱半　扁豆二钱　云苓二钱　鲜荷梗二尺（同煎）

服二剂，汗出不多，潮热已解，胃口渐趋正常，想吃粥，但吃下作饱。停药五日后，遂大寒大热。因我已下乡，另延黎医以小柴胡治愈。经云"夏伤于暑，秋必痎疟"，此必然事也。

案4 张××，男，50岁。

深秋潮热不退者十余日，面色晦黄，形容焦瘦。据云因受寒而起，当初似疟非疟，无大热，自觉皮肤内蒸蒸，舌边红微黄，能食，二毛骨耸然现象，脉象寸口浮数无力，两尺数而紧，关部数滑，脉现紊乱，难以体会，思索良久，乃以芳香透络为法，盖认暑入腠理，激成伏热，欲汗不汗，遂至潮热不解。处方：

佩兰叶二钱　香薷二钱　郁金二钱　青蒿一钱　橘络二钱　丝瓜络三钱　鲜生地二钱　益元散三钱　扁豆衣钱半　香豉三十粒　鲜荷梗一尺五寸

服两剂，潮热见减，较前舒服，贪睡。于前方去香薷、青蒿、扁豆、荷梗，加沙参二钱，蔻仁二钱，金钗石斛二钱，丝瓜络一尺。

再服两剂，潮热已解，精神好转，换方：

郁金二钱　橘络二钱　丝瓜络三钱　香豉三十粒　当归二钱　赤小豆二钱　寸冬二钱　米炒洋参钱半　五味钱半　怀山二钱　枣皮二钱

四剂病除。

（四十二）风温

案1　杨××，女，年未详。

正月中旬，发热自汗，满脸隐红，额时有汗。时北风凛凛，雪花纷飞，其子将门掩上，患者云不要紧，因其似畏风而又不畏风。问病因，云正月初三春米团，整日当风筛粉，是夜烧热顿起。诊脉浮数，舌边红而中心黄，唇色淡红，微渴，不思食。似此汗出而不退热，无头痛，且不畏风寒，确具春温中之风温见证。开方：

冬桑叶三钱　杭菊三钱　佩兰叶二钱　绿萼梅二钱　芦根三钱　生石膏三钱　白芷钱半　薄荷一钱　香豉三十粒

服两剂，面部不显红色，汗止，口渴，便泄黄水，脉数不浮。知风热将退，于前方加银花三钱，连翘二钱，赤芍钱半，生地二钱，甘蔗汁一杯，去白芷、薄荷、香豉，三剂而愈。

后食老鸭炖海参，当夜泄泻五六次，某医投粟壳、白术、党参、扁豆等，服下腹胀难受。脉见软弱，面色惨暗，舌呈褐色，便带酸臭味，仍溏泻，两足浮肿，余拟方：

川朴钱半　莱菔子二钱　麦芽二钱　法夏曲钱半　神曲二钱　东波蔻二钱　扁豆二钱　川连（吴萸水炒）二钱

服两剂，泻止。余以为足肿不足为虑，乃病后气虚所致，令服四君子丸，每日开水吞服五十粒，遂痊愈。

案2　黄××，男，年未详。

消瘦不堪，鼻涕眼泪长流，张口透气，语不成句。自汗，舌绛，口渴，溲短，不恶风，唇焦红，食少，夜不成寐，脉浮数不一，此寒凝化热，热极生风，所以鼻塞，痰喘，汗出而不恶风，是风温也。

桑叶三钱　前胡二钱　蒌仁二钱　苏白钱半　绿萼梅二钱　橘络二钱　象贝二钱　白薇二钱　白前钱半

嘱服两剂。

再诊脉数软，不浮，鼻窍已通，汗少，夜睡较安静。

桑叶二钱　南沙参二钱　白果二钱　苡仁三钱　芦根三钱　冬瓜仁三钱　白前二钱　白薇二钱　橘络二钱　海浮石二钱　柿霜二钱　蛇胆尖贝末一支（随药兑服）

令服四剂。

三诊痰喘大减，但夜睡不安。

阿胶二钱，泽泻二钱，鸡子黄一个先煎，再入金石斛二钱，百合二钱，条芩二钱，五味钱半。

服二剂而痊，但闻停药后足肿。

（四十三）白痦

孙××，男，年未详。

烧热不退，医者投九味羌活汤二剂，热愈甚，渴欲饮冷，神昏谵语，家人惶惶不安，某医复诊，解衣查身，出现小水泡，医云是水痘，嘱安天花娘娘，孙拒之。改延余诊。其脉浮数，寸口洪盛，烦扰乱言，两颧见赤，唇舌均绛，时刻叹气。视其身，尽是水晶样泡。余认作白痦，拟养阴清热。

佩兰叶二钱　连翘二钱　栀子皮钱半　鲜石斛二钱　鲜生地三钱　当归二钱　赤小豆二钱　大豆卷二钱　玉竹二钱　芦根二钱　生石膏三钱　苡米三钱　丹皮钱半　牛子钱半

服一剂，患者睡至傍晚犹未醒，至夜间，索粥食，身痒甚，水晶泡起，如明珠粘身。

再诊脉洪而不大，寸口仍浮数，不似昨日搏指，仍守原方，另加：

银花三钱　连心麦冬二钱　白鲜皮二钱　黄芪二钱　绿萼梅二钱　黛黛花二钱

服两剂，已无白泡，惟精神萎靡，嗜睡，乃自服洋参泡水痊愈。

（四十四）热郁化斑

×××，男，12岁。

发烧，热不作声，曾打射火，又用鸡蛋白、雄黄、大蒜（捣烂）调敷脐上，当夜热退，而突不作声，牙关紧急，不饮不食，双手摄摸身上。脉虽应指，按之则无，舌无从辨，只探知湿润。静观其手摸身，不见摸空，似有痒状。乃令解其衣，见胸口连串红点，隐约欲现，背部亦然，红点前后分布，齐腰而还，我认是斑，热郁而成者。书方化斑汤：

生石膏四钱　犀角二钱　鲜生地二钱　丹皮钱半　连翘心钱半　牛子钱半

服后自知瘙痒，一切情况平稳，以紫雪丹一瓶，嘱用开水调服。

次日换方，云能索饮。吃米汤，即呕出，知其热犹伏上焦，令服局方至宝丹一粒。说明若有变化，必须复诊。两日后，据述冷战后大热，满身脱皮。余认为热毒从战而解。至于脱皮，不饮食，乃胃津不布，可用香豉泡水，一日吃三次，照服痊愈。

（四十五）热郁喉肿

曹××，男，32岁。

盛暑啖食红瓢瓜，至傍晚冷热交作，胸口逼塞，喉内发烧，口干不饮，一夜起伏不安。翌晨，无寒热，但见喉间红肿。某医以为是假热，非用温散不可，用桔梗、豆根、射干、甘草、附子、肉桂等，服后觉热气更甚，头晕畏风，咽门觉梗阻，恐甚，着人找我。其脉浮大，关部能应指，两尺平平，知病不十分危急。其备述经过，出示前医方，余度其原属肺热上逆，复用热散，而至于此。权以：

附子一两（捣细），用口津拌匀，敷足心，取其以热导热下行。暂不服药，可以绿豆煮水代茶，若能吞下绿豆而哽，则大胆咽下。另购青果同萝卜煎水服。最后吞服六神丸十粒，日三次。

次日证状减轻，患者要吃药，用：

甘草五钱　桔梗三钱　银花二钱　板蓝根二钱　原寸冬二钱　碧玉散二钱

四剂痊愈。

（四十六）下利脓血、肠红

案1 揭××，女，年未详。

下利脓血四五个月，脉象虚缓，无腹痛，非实证也，以协热下利治之：

白头翁二钱　秦皮二钱　黄连二钱　黄柏钱半　黄芩二钱　赤石脂炒当归二钱　地榆炭二钱　酒白芍二钱　阿胶珠二钱　马齿苋一两

服三剂，诸证见减，于原方去黄柏、黄连，加侧柏炭二钱，香连丸一钱，石莲肉。三剂而痊。

案2 汪××，女，30岁。

性愚笨，下血，就医时不详告病情，而医者亦不详察病象，误作前阴出血，用阿胶、肉桂之类，令服四剂，再行复诊。服首剂当晚晕倒在地，口吐血水，举家惶恐，急报其养父范某。范着人邀余往诊。脉寸、尺数紧，关部沉伏，满脸鲜红，舌赤边绛，舌本厚滞，唇红，显属内热之象。问病因，据述前在园中扯苋菜草，回家即下血盈盆，已二十多天。问血从何处出？则羞不作答，察其血，乃散形鲜红者，无黑瘀紫块，不似血脱血积，断为肠红。

茅根四两先煎汤，再入黄芩二钱，鲜生地二钱，芦根三钱，绿豆衣二钱，冬瓜仁三钱，瓜蒌仁二钱，火麻

仁二钱，苡米三钱，金石斛二钱，地榆二钱，青果炭三个

服四剂，便血顿减，脉见数平，经其家人观察证实确系便血。改方：

地榆二钱　金石斛二钱　鲜生地三钱　芦根三钱　佩兰叶二钱　益元散二钱　槐花二钱　当归二钱　莲子心二钱青果炭三个　白头翁二钱　秦皮钱半　川柏二钱

仍用茅根水煎药。

再服四剂，血止，但叫肛门痛，肚内响，间有血水流出。仍据肺与大肠之表里关系，润肺气以化病源。

川连二钱　阿胶珠二钱　蒌仁二钱　火麻仁二钱　当归二钱　生地二钱　金石斛二钱　地榆二钱　伏龙肝一块

茅根水煎药，再服四剂而愈。

按肠红症于《徐洄溪医案》中所见，余悉照徐医次第投药。

（四十七）下痢

案1　胡××，女，50岁。

九月患痢不止，呼叫胀痛。一医投以大承气汤，病家惟恐大泻后虚脱，未服。更医用真人养脏汤，服后痛愈甚，顿转赤利。又更医，治以白头翁汤，痛减，但坠胀益甚。乃戚彭某来探病，检视诸医方，责之"都不会看病"，令购鸦胆子二十四粒，桂元肉包完吞下。服后痢止，仍然腹胀，就余治疗。余以为病未透，非导不

可，处方：

焦楂二钱　大白二钱　地榆二钱　川朴二钱　吴萸（川连水炒）二钱　广香二钱　白蔻二钱　马齿苋一掬　佛手片二钱　苦瓜霜三钱

连服两剂，便已成粪，仍夹血冻。改服香连丸，每日二钱，遂痊愈。

案2　裘××，男，50岁。

由济南归，患溜肚，一日数通，无兼证，精神软弱。前数医迭用分利、健脾、温肾、消导等药皆罔效，乃召余诊。六脉沉细无力，似有代象，舌隐黄无胎，外见眉蹙神疲，稍露呻吟，问其便色，其妻答以溏泻多水，辨色不清，遂疑之，测其必有变幻。拟方：

赤石脂（炒成粉）五钱　川姜三钱

水煎澄清服下。

傍晚服药，至夜半屙屎打屁，肛门觉有热气，患者告其妻云此药有效。且云两月未打屁，其素日以打屁见舒服。遂照服原方一剂，又打屁，大便暴下，有屎气，患者甚悦之。

复诊脉细，关部能应指，度数亦明，但无力。舌色通红，呻吟较少，如此必防其虚脱，非养胃不可。嘱每日用陈年仓米三合，炖水极浓，徐徐咽下，服二日，若能闻饭香，则有胃气矣，然后再进药。倘此时进药，则胃气不容。

三诊时，情况无显著改善，我认为是不服水土，以藿香正气散去苏叶、白芷，加苍术二钱、法夏曲二钱，嘱服三四帖。

越二日，余往视之，云溏泻未好，但胃口改善，能食大碗，问我见解如何？答以此症乃虚脱性下痢不止，所以用桃花汤，取其涩以固脱。你能食，能寐，胃气未败，所以用陈仓米汤，以养胃气。用藿香正气散者，因你一路风餐露宿，不无寒湿停中，且不服水土。其去苏叶、白芷者，防其疏散，而取苍术燥湿辛温，以发扬胃气，法夏曲燥湿祛寒。

至于脉中兼代象，乃别脉代此脉之义，与大脉不同，宜自为保护，防春、冬季发生寒湿变幻，须素食，恶油腻或酒，可以红饭豆煮粥吃。然不到春初，原病复发，寒热交作，后成单腹胀，善饥而不食，胀闷告卒。

案3 徐××，男，50岁。

屙红白冻已两月，自知医理，吃药甚多。病情依然，其向我索方，我思其原有大烟瘾，恐有肠癖之虑，取林文忠公解烟方制丸药。

熟地八钱　　枣皮四钱　　怀山五钱　　云苓五钱　　远志四钱
西党四钱　　肉苁蓉四钱　　茯神五钱　　当归四钱　　粟壳六钱
五味子四钱

研末蜜丸，如梧桐子大，每服四十粒，盐水吞下。（先用烟枪内之烟膏泡汁一盅，吞服丸药，或用烟灰掺入丸药更妙）。

但他因已戒烟，如再服烟灰烟膏汁，虑及复染烟瘾，余嘱服药痢止，吃完丸药（一料），即用好高粱酒和红糖化服。能饮则日服一两，否则减半。同时，可将藕塘污烂莲子，晒干放粥内煮食，忌鱼腥。其依以上诸法，果验，病后转体胖。

案4 闵××，男，52岁。

暑天下痢，脉数有力，舌边红而中心黄，唇赤，日夜不安。其卧室瓜果满布，尚有凉菜、卤肉、蛋等堆橱内，断其受暑伤食而成痢。

大黄三钱　枳实三钱　川朴二钱　朴硝二钱

连服两剂，大泻杂色粪便，兼有块状物。患者自知有效，径自再服一剂，复下瓜片、肉、蛋诸物，从此霍然。但痢愈而觉腹胀，余知其有烟癖，不愿服药，令服六君子丸收功。

（四十八）寒、湿、热诸症

案1 胡××，女，年未详。

盛暑烧热七天不减，其夫着人往南昌请乃兄出诊。来人云："我家主人言明照先生在省之常规，按日付出诊费。"胡向有"花边癖"，而耳且聋，竟云"我一日合二三十元，耽搁两日就不好算了"。经旁人说明患者正是乃妹，始动身下乡。诊毕，拟方清暑益气汤。患者服后汗出增多，胡曰："得汗即解矣，明日必然思食。"翌晨患者倦怠贪睡，呻吟不绝，于前方加西瓜翠衣、扁豆花、佩兰叶，服后无改进。胡临告辞回省，开方香薷七物汤，嘱服四包，当得战汗而愈。是日我出诊至其邻村，其夫黄某却延之。诊其脉，浮大无力，人事昏沉，眉竖身瘘。一味呻吟，头部两胁均有汗，两足胫膝皆着凉。唇绛舌绛，索饮不下咽。断系湿郁，腠理空松，汗为湿阻而不透，遂投人参白虎汤加苍术。黄疑之，谓何敢用此辛凉剂？余见其心怯，即辞之。经旁人劝告，勉服一剂，是夜诸恙减轻。另日黄亲自找我换方，并致歉意，乃于前方加重。

苍术三钱　生石膏四钱　炒知母二钱　米炒洋参二钱大豆卷三钱　白术二钱

服一剂，热退清，无呻吟。但患者要求停药，故未换方，自为调养。未几皮寒三次，后病虽好，又患足肿，余令服四君子汤八剂而愈。

案2　江××，男，20岁。

初秋夜间露宿，冷醒后，烧热三四日。医云感冒，服药不解，且日见沉重。其面朝里睡，神智昏沉，六脉浮而无力，面赤而亮，目隐红，舌中心红而稍黄，肌表微热，不饮不食。余以为深夜受风，腠理闭塞，风邪乘肝，激成身热，乃取芳香透络法。

佩兰叶二钱　荜澄茄二钱　丝瓜络二钱　橘络二钱　郁金钱半　芦根三钱　豆豉五十粒　煅石膏三钱　扁豆衣二钱　鲜生地二钱　益元散二钱

煎服。

再诊脉浮稍平，面红不亮，目有红丝，舌滑带淡红。能起坐，求冷饮，身上痒。此病无表里证，盖热而不烙手，面红舌红而不渴，脉浮而不恶寒头痛，知风邪尚未化热，里阴未伤也。于前方去荜澄茄、益元散、芦根，加绿萼梅二钱，黛黛花二钱，玉竹二钱，一剂热清。

案3 李××，男，年未详。

畏寒发热，无汗，不思食，医云伤寒，以人参白虎汤加味治之，两剂后病况未变。余诊其脉，尺寸见浮，关部沉伏，面色暗而亮，唇舌红而晦。断系伏热未解，处方：

鲜石斛三钱　鲜生地二钱　苡米三钱　白蔻仁二钱　绿萼梅二钱　黛黛花二钱　佩兰叶二钱　茵陈三钱　秦艽二钱　橘络二钱　香豉三十粒

服两剂后，汗出热退，已不畏风，身感舒适，能闻饭香。适我家正开饭，问其欲食否？其笑盈盈，乃令食之。食时大汗淋漓，其宽衣露出胸脯，余察觉其胸散布红点，检身全身亦然，以腿夹及少腹较密。问其痒否？摇头曰不痒。余认为湿淫于内，化热成毒，毒已外透。可乘势托之。于前方去鲜生地、鲜石斛，加银花四钱，连翘二钱，赤芍二钱，益元散三钱，两剂而安。

案4 李××，男，34岁。

半月来，烧热不退，汗出不止，脉数搏指，面红舌绛，不恶风寒，亦无头痛，日夜坐卧不安，实乃久热伤营。

生石膏三钱　知母二钱　甘草一钱　粳米二合

令服一剂。但病家以为太凉，不敢服。后经乃兄开导，姑且一试。是夜患者安静，不若服药前之起卧不安。

复诊脉数平，舌红润而不绛，出汗减少，眉开目活，摸其身，微汗稍热。知热势已退，改以清营汤为治。

犀角一钱　生石膏三钱　南沙参二钱　郁金二钱　橘络二钱　鲜生地二钱　佩兰叶二钱　芦根二钱　鲜荷梗二尺扁豆衣二钱　白蔻仁二钱

服两包，汗止热退，能进稀粥。越日来换方，嘱服黄金丹，每日三次，每次九粒，获效。

案5 丁××，男，61岁。

温温热不退，治疗二十余天，日见沉重，遂归家准备后事。余将抵其室，即闻号哭声，知病危矣，即转该村塾师处休息。未几哭声止，有人招我往诊。时室内热气腾腾，门窗紧闭，无阳光透入，床上有皮褥皮袄靠背，以为患者畏风畏寒。待张灯照患者，见其满面红光，舌上笼罩黑壳，说话不能调转舌本。据云服参附十二剂，遂变证如此。诊其脉，洪大搏指，不能对呼吸。知为内热燔盛，胃津告竭。复细察舌上黑壳，见壳下露出红焰色，舌心且绛，断其胃涸，急用棉花蘸水洗舌，看其能否脱落。经擦数下，病人叫痛，又叫其口含乌梅，俟出涎沫，即用水洗其舌。含乌梅约二十分钟，满口涎沫，黑壳有自脱之象，后用薄荷水洗舌，病人叫舒服，急用五汁饮：

梨汁、鲜生地汁、藕汁、萝卜汁、芦根汁调匀乘冷吃下，三分钟后，肚内哇哇作响，病人忽然翻身向外。此后每隔四小时，进五汁饮一杯，共进三杯，是夜自自在在。另日清晨，舌不卷，亦不畏寒，思食粥，并要打开门窗。余拟一方：

芦根三钱　鲜生地二钱　扁豆衣二钱　生石膏三钱　西瓜翠衣二钱　玉竹二钱　知母二钱

两剂而愈。

案6　丁××，男，50岁。

暑天四肢厥逆。其住楼上卧室，早晨、下午，均有太阳晒床上，室外有炭火炉两个。楼下较凉，而人皆汗流满面，独自睡楼上，并放下蚊帐，身着夹衣。摸其身，有汗，不甚冷，但自手足尖至肘边冰冷。问其觉热或觉冷，皆不知之。脉象浮洪，关部独盛。知为热伏，不是寒厥，至其汗出而厥，当系卫气背塞内外，酿成厥证，其不自利，则无逆证，实非附桂所宜。嘱先以浮小麦一升煎水收汗，然后以：

生石膏三钱　芦根三钱　竹叶钱半　黄连二钱　香薷钱半　绿豆衣一撮

煎服，并用紫雪丹一粒，随药调下。

服后自觉舒服，乃令其子捡第二剂。

复诊患者有笑容，自云病去大半，今已知热矣，特移楼下居住，脉不洪，有数象，不甚搏指，断其伏热逐渐外透。

鲜生地三钱　芦根三钱　黄连二钱　银花三钱　香薷钱半　生石膏三钱　益元散三钱　鲜荷梗二尺

另用至宝丹一粒，随药吞服，两剂而安。

二日后，患者思食肉，余以为不可，乃投参麦汤善后，并云其病后将有疖毒发生，何以故？盖患者向嗜膏粱厚味，必有热结于内，所以方中用黄连解毒，并以紫雪丹、至宝丹清其伏热，热深厥亦深，当清解热毒为要。至秋后，果然满身发生红肿疖毒。

案7　罗××，女，30岁。

三、四月来（夏季），温温热不退，口渴，有汗，夜睡发烦，不思食，脉浮数无力，又有紧象，似见紊乱。余以湿温治之，用白虎汤，令服一剂。是夜十时，患者叫喝茶，不要开水，其夫手摸其身，不见热气蒸蒸，四肢尚温，次日于方中加洋参钱半服一剂，汗收，微热。复诊见其人闷闷不抬头，额上现苍白色，透大气，脉无数象，六部搏指带涩，断有湿未透，遂于前方加苍术，令服二剂。

越日其父来云获大效，问此究系何病，余答是湿温。前医单以柴胡青蒿退热，殊不知愈表愈热。汗出而热不退者，乃热伏肌表也，是以服辛凉之剂而汗收热解。并嘱病后宜慎养之，可进软食，切忌油腻，俟阴津充沛，而阳气卫外也，谨防秋后发瘅疟，后果如余言。

案8 谈××，女，33岁。

头晕目黑，贪睡懒食，四肢发软者三四年。其人面色萎黄，形焦神倦，六脉沉涩，舌有薄滞，唇焦，声音重浊，起坐难于舒展。度其湿淫于内，湿热相搏，三焦不通利，致胃肠被遏，故有面黄肢软，目黑耳鸣，懒食贪睡诸候。方用：

苍术二钱　秦艽二钱　栀子四个　茵陈三钱　郁金二钱
麦芽二钱　大豆卷二钱　败酱草二钱　鸡内金二钱　姜枣各二（同煎）

服四包，据述头晕肢软显著改善，能进食，但仍贪睡，脉仍见沉涩，独关部搏指，足湿热当有动澹，于方内加：

当归二钱　赤小豆三钱　川牛膝二钱　木瓜二钱　川芎钱半

服四包，停药。用鸡子黄（去白）打溶，外用无灰酒温热送下。最后可用妇女头发一团，猪板油四两熬去滓，入妇人发，烊化为度，冷却后转入磁碗内，每日服一调羹，热酒调下，吃完为度，谈妇如法制服，果获全效。

事后乃夫问此妇未受风霜雨露，湿从何来？我以无形之湿，因胃气不强，不能上彻心阳，灌溉五脏，致三焦不利，所以面黄肢软。言毕，请其阅读《温病条辨》自明。

案9 曹××，男，14岁。

精神不振，贪睡少食，皮下温温发热，寸脉尺涩，关部见数，舌红，中心微黄，唇色淡红，时刻叹气，断是湿温，投以：

茵陈二钱　秦艽钱半　苍术钱半　大豆卷二钱　郁金钱半　鲜皮钱半　赤苓二钱　正西庄钱半　泽泻钱半　豆豉三十粒

服两剂，似效似不效。因欲求速愈，遂往南昌投医，某医治以滋阴退热法，服两剂而热退，但恶寒、头晕、肢软、贪睡。某医于原方加石膏、知母、元参各二钱，嘱服二至四剂。归途患者叫要吃面，食完一碗，尚未至家，即泻黄色屎水数次，呼喊难过，烧热复作，人事昏沉。

再延余诊，脉之两寸迟涩如故，关尺浮数，舌红黄夹杂，形色暗黄，目有红丝，余认湿郁中焦，致成热结旁流，须渗湿透络，其热自退矣。

茵陈三钱　秦艽二钱　败酱草二钱　郁金二钱　苍术二钱　赤苓二钱　栀子五个　大豆卷二钱　鸡内金二钱　香豉三十粒

服一剂，此孩夜间得大便，且全身出汗，是夜安然。两剂，大汗淋漓，云身上发痒，溲呈酱色，有酸臭气息。再服四剂，络透汗出，湿去络通，病减大半，但感肢软头晕。

此孩素禀柔弱，不宜贪凉露宿，可服人参养荣丸四两，七日服完。不可多服，多服必发咳。另拟一方善后：

金石斛二钱　苡米二钱　玉竹二钱　南沙参二钱　鲜生地二钱　扁豆钱半　佩兰叶二钱　荜澄茄二钱　粉丹皮钱半　橘络二钱　甘蔗汁一杯（兑服）

四剂痊愈。

案10　刘××，男，59岁。

平素吐血，复因路遇大雨，衣襟湿透，致浑身不适，不能劳动，动则气喘，舌中心黄而燥，唇色紫暗，浮数互见。此挟湿成瘀，致经络不舒，内外作闭，浑身扎胀。

丝瓜络二钱　橘络二钱　郁金二钱　败酱草二钱　茵陈三钱　关蒺藜二钱　佩兰二钱　芦根二钱　灵仙二钱　芦根一束（同煎）

服四剂，身不作闭，溲如酱色，两胁出汗似血水，其他部位则无。脉数有力。乃湿瘀化热，未得透出。

败酱草二钱　茵陈四钱　芦根三钱　郁金二钱　茅根三钱　川柏二钱　黄连二钱　栀子五个　牛膝二钱　丹皮二钱　桃仁二钱　归尾二钱

服四剂，便下米泔色血水半桶，身觉轻松，四肢能运动，小便转黄而发烧，夹有黏性物，有时胀闷。断为气虚，协热下注，且有热淋变象，改方：

川草薢二钱　萹蓄二钱　瞿麦二钱　通草二钱　黄芩二钱　川柏二钱　蚕沙二钱　冬葵子二钱　石韦二钱　龙胆草二钱　灯心一团（煎服）

嘱平日以藕代茶，获痊可。

（四十九）湿毒

案1　熊××，男，65岁。

烧热三日，双脚不能下床，喊叫不休。有塾师程某，稍读医书，认为此是刖足伤寒，乃由伤寒失表所致，但其知病因而不处方。待余往诊，患者告以七八日前，开始至园内扯草，四日前，因当午地上热气上蒸，冲得两足难受，乃至山岩内泉水中浸足数分钟，不觉寒噤一次，当时头晕回坛，是夜烧热大作，自服牛膝、木瓜、玉活、加皮、地骨皮等味，无甚消息。

余诊其脉，两寸浮而软，关部不甚搏指，两尺浮数，知病无定。依据病情，余一时踌躇不定，既虑其发生干脚气，复恐系刖足伤寒。再察其舌，绛而带紫，两足胫热气烙手，满面红光。断定中湿毒，气血均受刺激。

先用破旧灰砖二十块（露天者好），寻集破草鞋二十只，砖置火内煅红，以破草鞋放在砖上，扶患者坐定，以两足踏破草鞋上，对准砖上泼尿，使热气上腾，蒸熏两足。为使热气不致耗散，须将两足用布固定，直至热砖不烫人方休。拭干足上之尿，卧床盖被。内服药：

石菖蒲二钱　凤尾草二钱　威灵仙三钱　香薷二钱　归尾二钱　生地二钱　关蒺藜二钱　银花四钱　云苓二钱　丹皮二钱　苡米四钱　露蜂房一个（同煎）

连服五剂后，以十大功劳五钱和猪精肉四两煅服数次，最后可购虎潜丸，服二十天。如法获得奇效。

治此病之所以用露天灰砖者，以湿导热也；用破草鞋者，以草鞋脚气治脚气，引热外出也；泼尿者，取热气冲足，使之上升下降也。以为两足只受湿热二毒，在经络，而未伤气血，故取温病条辨中之芳香透络也。

案2　王××，男，年未详。

全身发闭，不痛不痒，卧床三年，不能转侧，诊治良久，百药罔效。

有憨和尚者，年六十，喜爱劳动，体力强壮，上山砍柴，每次挑三百斤。惟其平时短于言词，人皆呼为"憨和尚"。和尚经常告人曰"我能治三四种病"，但其言不为人所信任。和尚经常至王某家，云其能治此疾，王初不信，病几乎绝望，姑且试之，乃延和尚治疗。和尚仅问问情况，即开方：

地骨皮_{五斤}　陈艾叶_{五斤}

不能过水洗，分两锅煎水（每锅各两斤半），将水置大脚盆中，盆口平面放木板两块，令患者裸体卧其上，使蒸气熏之，水凉，则更换另一锅热水熏之，两锅水轮流使用二日。

连用四剂（八日），病竟霍然。

后晤和尚，问以故。和尚曰："王某之病，乃湿痰滞络，内服药难以见效，非用水气熏之不可。"又曰："我用之地骨皮，实非地骨皮，乃橘子皮也。但橘子皮必须被人践踏陷入泥土者方可用。"（和尚平时敛集此种橘皮）

王某病情及和尚妙手回春，皆余亲眼所见，特记述供研究。

案3　李××，男，30岁。

两足不能行路，痛苦非常，脉有数象，面红舌绛，摸其足腿，手近则叱痛。知湿瘀窜入经络，令寻旧砖十块，用火煅红，又用破草鞋十只，置煅红之砖上，泼童便于其上，淬水气水，以两足冲之，足上以布团掩，俟砖火衰，将两足踏草鞋上，使热气熏之，如上法熏两次，并内服五剂，病证若失。内服方：

茵陈_{四钱}　秦艽_{三钱}　丹皮_{二钱}　栀子_{五个}　川牛膝_{二钱}　木瓜_{二钱}　苡米_{四钱}　桃仁_{二钱}　龙胆草_{二钱}　黄芩_{二钱}

地骨皮二钱　　香加皮二钱　　路路通五个

此熏法引湿热下引，内服药用渗湿法通经络。

案4 丁××，女，50岁。

头重且痛，鼻梁及背部均痛，以及腰胀已三四年。脉迟而软，面色沉暗，头部浮奋，舌满布薄滞，唇焦，此湿阻升降，纯系气分受邪，上中两部不得通畅，致令腰痛头痛，且痛与重兼而有之。处方：

茵陈三钱　　秦艽二钱　　白鲜皮二钱　　苍术三钱　　正西庄三钱　　郁金二钱　　菖蒲二钱　　威灵仙二钱　　关藁藜二钱　　京夏三钱　　佩兰叶二钱　　荜澄茄二钱　　川羌活二钱　　姜枣各二（同煎）

嘱服三四包，并嘱用苍术四两，放入火炉熏烟，患者或坐闻其烟，或卧床闻烟。如上法，鼻梁不痛，头重已解，腰胀亦减轻，并吐出黄痰甚多，但两耳齐鸣。断其尚有顽痰塞窍。改方：

苍术四钱　　茵陈四钱　　郁金三钱　　菖蒲二钱　　秦艽二钱　　京星二钱　　戈半夏钱半　　白术二钱　　芥子二钱　　天麻二钱　　丝瓜络三钱　　路路通四个

令服四剂，不再用苍术熏烟。另用水灵仙一捆煎水沐浴。悉照上法，头痛腰痛减去三分之二，但觉四肢软倦，懒于行走，脘闷嘈杂，换方：

金石斛二钱　　佩兰叶二钱　　续断二钱　　杜仲二钱　　当归二钱　　苡米二钱　　玉竹三钱　　天麻二钱　　生地三钱　　丹皮钱半

龟板三钱　橘络二钱　丝瓜络三钱　西芎二钱　鹿角霜二钱
红枣二枚

再服四剂，外用西芎（完整）一两，炖鸡蛋七个，如炖茶蛋法，炖一小时取出，每日吃两个，吃四五次痊愈。

（五十）自汗不止

案1　裘××，男，50岁。

暑天大汗淋漓，夜间尤甚，乃至床上卧处，流水成沟。自觉身热，喜开窗透风，闭窗即呼烦人。服麻黄根、龙骨、牡蛎、浮小麦等，汗愈甚。其面色微红，饮食如旧，脉沉，两寸见洪，舌苔隐隐黄色，汗出淋漓，扪之有热，知是肾热，非虚汗也。救以知柏地黄汤，一剂后，夜汗不涌，睡觉安宁。

复诊寸脉洪，仍见沉，于原方加：

生石膏三钱　生地二钱　鲜石斛三钱

服后汗止。惟精神软倦，时打哈欠，嗜睡。余以其腠理大开，必气虚夺血。汗乃心之液，非养营不可。改方：

北芪三钱　北风二钱　白术二钱　枣仁二钱　百合二钱
蒲扇灰（烧存性，同煎）

服二剂，不打哈欠，虽睡，能合眼，有熟睡貌。但肉际冰冷，认为气虚不蒸血，嘱找旧蒸笼之甑布（蒸包子一年以上者）煎水，冲服蒲扇灰，佐以归脾丸，遂告痊愈。

案2 杨××，男，37岁。

汗出不止，已六月之久。脉浮不定，按至骨，仍不应指，又诊反关，亦难应指，且与平人呼吸不应，颇难定断。思及名医验方类编治汗之六一固表汤，借之一用。

甘草六两　黄芪一两

一次水煎，分六次服，每日三次。

两日后换方，云汗减，但夜不安神。改方：

当归三钱　北芪四钱　龙骨二钱　牡蛎二钱　枣仁一钱
柏子仁一钱　远志二钱　生地二钱　熟地三钱　五味二钱

盖以汗乃心之液，所以安心肾也。

复诊云出汗、睡眠均大有进步，并告素有梦遗证。嘱常服金锁固精丸，后告愈。

案3 杨××，男，年未详。

头部汗出不止，饮食时更甚，寸脉浮数互见，关不应指，舌滑无胃气，断乃胃热，以玉女煎加减为治。

玉竹三钱　鲜生地二钱　知母二钱　煅石膏四钱　鲜石斛二钱

三剂后汗少，但夜间口渴，嘱用鲜精肉四两，用鲜荷叶包好煨食数次。

复诊脉趋正常，惟舌边红，中心隐黄。知有微热，令购洋参煎水代茶，获痊愈。

以上汗出三例，乃察脉见证之体会。

案4　熊××，男，50岁。

两足胀痛发烧，至夏叫苦连天，友人建议服冯了性药酒。酒入，则汗出满身，但肿不消。友人复令用痧药擂细和人乳调敷，足虽不发烧，但不能行走。服冯了性药酒十多瓶后，身大寒，冷汗浸湿被窝，且眩晕不安，不能张目，合目里睡，势颇垂危。余见其目不能张，口不能言，满脸苍白，汗出淋漓，扪之无甚热气。我知患者原是瘾家，又是酒家，盖吃酒以解烟也。由是醉乡终日，又无子女服侍，经济困难，无力服药。除令服甘草一两，黄芪六钱，两剂煎水代茶外，嘱用磨坊壁上之麦尘灰，装入夏布袋，摸粉于身上，汗出见少。再用蒲扇烧灰，与麦灰和匀，装入布袋摸，汗出少许。又嘱找包子店破旧笼甑布煎水吃，共吃三次，汗止。但脚肿不能下床，令服知柏地黄丸半斤，勉强能行走，但有伛偻不前现象。

此人原有烟瘾，又酷嗜酒，腠理必开，故取麦灰涩汗。甑布煎水者，以气引气，使寒气升发也。

案5　王××，女，51岁。

六月间，大汗如雨，还须别人打扇，但开窗又怕风。诊脉数极，面色微红，舌中心绛，唇色亦绛。虽大汗而不烦躁，独开窗则怕风，而关窗后要人扇风者，余认为窗风乃横散而入，直达皮肤者；而扇风是往下扑，系间接波及人身者。此表虚之候，急须固表养血，投以甘芪六一汤：

甘草一两　黄芪六钱

煎汤分三次服，一日服完。当晚汗止大半，次日再服一剂，汗止。

（五十一）黄汗

朱××，男，50岁。

嗜酒成性，浑身沉重，虽汗出而病不解。咳嗽、气喘痰多，面容黄暗，舌黄唇焦，额部见黑，脉象沉涩。前医以为阳虚多汗，又云咳嗽痰喘是肾亏，曾投参附温补，似觉日见沉重。余察其目，色如橘黄，摸其汗粘手，解衣视之，汗呈黄色，两胁独多，余认作五疸中之黄汗，处方：

黄芪三钱　赤芍二钱　茵陈四钱　生石膏三钱　麦冬二钱　豆豉五十粒　甘草一钱　竹叶钱半　生姜三片

嘱服十剂。朱某是酒家，忌汗，今汗出甚多，且呈黄色，实由参桂诸品所促成也。急宜渗湿去热，其汗自止。

朱照服十剂，黄退汗止，身上发痒，有白晶泡出现，知湿热外透，乃用猪膏发煎，每日开水调服一匙，从此告痊。

（五十二）黄疸诸症

案1 李××，男，55岁。

四肢沉重难举，头胀且晕，嗜卧，不愿劳动，饮食不正常，爱好吃菜。如此现象，入夏尤甚，临冬见好，已八年矣。

诊脉迟而软，面色黄暗，目隐黄带晦，神倦形焦，以痹瘅治。

茵陈四钱　郁金二钱　秦艽二钱　败酱草三钱　栀子六个　鸡内金二钱　大豆卷二钱　苍术二钱　神曲二钱　京半夏二钱　白鲜皮二钱　丝瓜络二钱　姜枣各三

令服四剂。

复诊其脉搏指，不甚迟，仍现软象，形色光泽，知其积湿尚有动澹。

茵陈五钱　秦艽四钱　郁金三钱　苍术四钱　栀子八个　白鲜皮二钱　赤苓二钱　前仁二钱　鸡内金二钱　豆卷二钱　当归二钱　赤小豆二钱　连翘二钱　川牛膝二钱　败酱草二钱　红枣三枚

再服四剂，自云病去大半，改用丸药：

茵陈一两　苍术一两　熟地一两　广皮二两　香附一两　文术二两　山棱二两　当归六两　青矾四两　台乌二两

炼红糖和灰面为丸（红枣打泥）如梧桐子大，每日傍晚开水吞服四十粒（此丸命名"退黄健脾丸"）。

服毕痊愈，能挑百二十斤。此丸药方乃再造堂药店遗传者，江桥诊所年销百余斤，凡久之湿黄证，用之甚效。

案2 裘××，女，50岁。

面黄肢软，目黄如橘，间或身肿，能吃不能劳动，就诊于余，处方：

茵陈四钱　秦艽三钱　栀子八个　郁金二钱　麦芽三钱　豆卷二钱　龙胆草二钱　败酱草三钱　鸡内金二钱　连翘二钱　胆矾（炼成白色）一钱

服四剂，改用黑豆散：

陈皮二钱　苍术五钱　台乌二钱　香附二钱　红花二钱　皂矾四两　神曲六两　青皮二钱　淮通二钱　川朴二钱　枳实二钱　西茵陈五钱　朴硝二钱　边山楂二钱

以上十四味，用布袋装好，入乌豆内煮一句钟，取出，去药，将黑豆炒焦研末，每日用红糖水化服黑豆末一调羹（以上十四味，配乌豆一升）。

案3 杨××，男，年未详。

四肢沉重，头晕目眩，足肿腹胀，面色目珠而暗，终日贪睡，不愿做事，脉见沉涩，舌中微黄，断为痹瘅，乃湿淫于内，治以茵陈汤加减。

茵陈四钱　苍术三钱　秦艽二钱　郁金二钱　败酱草二

钱　栀子六个　白鲜皮二钱　大豆卷二钱　川牛膝二钱　木瓜二钱

服四包，脚肿消去一半，腹胀已解，于前方去白鲜皮，加赤芍二钱，连翘二钱，鸡内金二钱，再服四剂，每日用秦艽五钱泡水当茶。若有效，于方内加当归二钱，赤小豆三钱，服十剂。连前服十八剂复诊，自述病去三分之二，遂以退黄健脾丸，每日开水吞下四十粒。此症服丸药后痊愈。

案4　陈××，男，32岁。

每临夏秋，即发湿黄，肢软神倦，腹胀，贪睡。发病时照例服苍术、茵陈，白鲜皮、秦艽、栀子、鸡内金、郁金等药，兼服退黄健脾丸半斤，至冬初可复原状。

但去年发病，面黄带垢，额上及两腮见黑色，照前方治疗，效果不显。适有僮族草药医摆药摊治病，有药无方，陈服其药八包，反而食少，更少疲乏，甚至昏倒。余认为本是湿黄，已变为劳疸。因而询其畏寒否，阴茎痛否？其点头应之。据云到夜毛骨耸然，一睡即梦遗，见女人则思淫，性交时，阳事不举，或随即泄精，现阴茎隐隐作痛且肿，时畏寒。

余认此为女劳疸，总由不愿劳动，睡久激成妄念，心阳不足，引起肾气上升。至其畏寒者，非表证也，乃阳虚阴凑，腠理空虚也。阴茎肿者，是偏胜、阴不摄阳也。法以渗湿健脾，泻肝滋肾，及去湿宣发皮毛，三者并治，以观后效。以龙胆泻肝汤合茵陈汤加减，连服三剂后，云手足轻快，但夜间仍畏寒。于前方去秦艽、白鲜皮，加麻黄一钱，连翘三钱，当归二钱，赤小豆三钱，再服三剂，已不畏寒，然阴茎痛，时流白浊，知湿渐出。于原方去麻黄，加覆盆子二钱，冬葵子二钱，海金沙二钱。

服十剂后，病势大挫，至十月，能推车挑担，并分铺独睡。

案5 刘××，男，54岁。

面色暗黄，目珠淡黄，形焦发焦，肢软头晕心跳，唇色舌色均晦，脉象沉涩。知其湿停三焦，胆汁流出，不能上蒸胃气，窜入胞络，致头晕肢软；水气凌心，所以心跳；湿热内伏，血行少气，故脉沉涩。

茵陈四钱 栀子五个 郁金二钱 败酱草三钱 苍术二钱 秦艽二钱 连翘二钱 大豆卷三钱 赤苓二钱 川通钱半 鸡内金二钱 姜枣各二

服五包，自觉畅快些。每当阴雨傍晚发冷十多分钟，天晴则无此现象，初诊时将此情况遗漏。乃于原方去赤苓、木通，加麻黄、当归、赤小豆。再服五剂，已不畏寒，胁下有冷汗。改方：

苍术二钱 白术二钱 生苡米三钱 炒苡米三钱 川牛膝二钱 木瓜二钱 戈半夏钱半

亦服五剂，自述病减大半，遂改用乌豆散（乌豆散方及制法见"黄疸诸症"条）。

另年四月，其至我家探访，见其甚丰满，颇健康。余嘱其忌食酒肉，防发肿胀。后闻此人吃牛肉罐头后，腹大如箕，并传噩耗。

案6 程××，女，50岁。

浮肿肢软，头晕心跳，形焦神倦，面色萎黄，脉沉而涩，关部独数，唇色淡红，舌中心黄而燥，知为劳瘅。

茵陈三钱　秦艽二钱　栀子五个　败酱草二钱　苍术二钱　丝瓜络二钱　郁金二钱　大豆卷二钱　赤茯苓二钱　川通钱半　白鲜皮二钱

令服两剂。

越二日，其夫来换方，云有效。余嘱其夫检验其脚板心，若平满，则是肿，不平满，乃湿热相搏，湿淫于内也。结果，验之不平。处方茵陈蒿汤，续得效，于前方综合养阴解热为治。

茵陈四钱　郁金二钱　当归二钱　赤小豆三钱　鸡内金二钱　五倍子二钱　苍术三钱　连翘二钱　栀子五个　苡米三钱

服三四剂，诸恙续减。其夫问湿从何来，余以其妻非风霜雨露有形之湿，乃平日饮食入胃，而胆腑有寒，胃气上冲，蒸养五脏，胆汁流入三焦，致令停积化湿，积湿化热，遂生瘅黄，湿热除净，而三焦自然利达矣，何浮肿之有？前后总宜利湿解热，通小便。仍守前法，综合健脾养血。

茵陈四钱　戈半夏一钱　秦艽二钱　当归二钱　金钗二钱　赤小豆三钱　生地二钱　苡米三钱　栀子五个　大豆卷二钱　苍术二钱　白术二钱　光山二钱　覆盆子二钱　橘络二钱　菟丝子二钱　丝瓜络二钱

服四剂，病势告退，第在多食为虑。

案7　程××，女，30岁。

面色黄暗，舌呈褐色，有厚滞，察脉沉涩，溲黄而短，每日午后即畏寒，断为湿黄证。

麻黄钱半　桂枝二钱　茵陈三钱　连翘二钱　赤小豆三钱　当归二钱　苍术二钱　秦艽二钱　姜枣各二

令服两剂。余用麻桂者，以日晡畏寒，断有肺寒，宜宣肺气。程妇检药归，其戚毛某是小儿科，谓我之处方用麻桂，于时令不合，且谓春不用麻，夏不用桂，这是大道理，倘吃此方，定然大汗不止。其不信，仍然煎服。自觉病去大半，但午后稍见浮肿。再投：

茵陈三钱　秦艽二钱　栀子五个　连翘二钱　苍术二钱　大豆卷二钱　鸡内金二钱　五倍子（炒）二钱　川牛膝二钱　木瓜二钱　姜枣各二

两剂而愈。

案8　王××，男，35岁。

坐食四月，不能工作，盖手足提不起，头晕目眩，夜不成寐，想睡不想动，脉沉涩，舌黄，面如橘黄，目珠全黄，断其湿热相搏，致成胆黄也。

茵陈四钱　秦艽二钱　败酱草二钱　连翘二钱　龙胆草二钱　栀子五个　大豆卷二钱　正西庄二钱

服四包，诸恙大减，精神见佳，黄亦渐退。于前方去龙胆草、西庄，加当归二钱，赤小豆三钱，五倍子二钱，夜明砂二钱，八剂痊愈，后来诊所打证明要求恢复工作。

（五十三）厥证

案1　闵××，女，年未详。

据述昨天四肢厥冷，不省人事。余诊察之，手足不温，尚能转身，亦能答话。脉散漫无伦次，把反关，呼吸颇对平人，算不到度数。舌边红，中心灰白。摸其胸膛，喜按，以为阳气未离，投以四逆汤（附子、干姜、甘草、芍药），嘱其冷服，到傍晚安然。

次日复诊，其夫云曾作干呕。察其舌，满布蓝色，未几吐蓝水，余不知何故。证诸脉，六部尚有动止，不似初复时无伦次，人事稍清，只是索饮。问其曾食何物，云昨夜吃过香蕉及乌梅糖，乃知吃香蕉有舌蓝现象。至于吐蓝，不无犯胃表现，嘱其急用萝卜子煎水服，解其毒，除胀满欲吐。服下泻水一盆，由是患者稍觉舒适，但仍欲吐不吐。余因其系水灾区灾民，初来异地，水土不服，遂投正气散，方内去苏叶、白芷，加扁豆、吴萸，服下即安。

此妇有孕八月，娇养成性，不愿服药。后又发生胸胀胃满，令购香砂六君子丸，迄九个月，产一男孩。余处理此证，乃理想治法，临急之时，方用四逆汤，盖当时并未辨明阴阳离合也。

案2 熊××，女，年未详。

突患干呕，手足冷，经拿痧、扎针、吃药者三日，未得疗效。第四日，乃夫雇工由南昌抬往乡下，预备后事，抵家时，患者奄奄一息，我因情急，乃先用烧针丸五粒（磁石、赭石、雄黄合成，为一道人所售者，用于止呕），针刺定，置清油灯上烧红，淬入盛新汲井水之杯中，俟其冷却至微热，撬牙灌入。甫入口，由喉间呛出。静待片刻，即撬开猛灌，下咽后，有作膈声，复如雷响，但患者仍动澹不得。

诊其脉，浮大欲散，关部按至骨，不甚应指，两尺则全无。察其舌，边微红，中心满布灰白色，舌本尚有胃气。唇色淡红，知其阳气未离。额上光滑带亮，扪之是冷汗，不粘指。腹部亦有汗，胁下、足弯、腿夹等处无汗。我认为皮毛之汗，不从阳化，逗留于皮肤，宜助气作汗，同水气突出。乃嘱取葱一束，豆豉一升，煎汤以盆盛之，盆口横架一棍，将患者去衣扶坐熏之。顷刻，患者寒噤数次，透大气，叫唤一声，即扶至床，拭干湿气。约过一小时，满身大汗淋漓，头部微汗，身热，透出亦是热气。神智渐清，双目欲合，其自抱小腹，云时有跳痛，并觉头欲下坠。余以"振振欲擗地"，以手抱小腹为"悸"理解之，投以真武汤：

附子四钱　白术二钱　桂枝木二钱　茯苓四钱　杭芍二钱

服一剂，是夜安然。

次日复诊，脉浮不大，但无力，两关稍应指，两尺似有似无，拟方：

附子四钱　白术三钱　茯苓五钱　杭芍二钱　上桂一钱　炙草一钱

服一剂，腹鸣如雷，欲大便，上桶又不解。知其阳通水去，改用调胃和中法。

茯苓三钱　金钗二钱　东波蔻二钱　砂仁二钱　扁豆二钱　杭芍二钱　佩兰叶二钱　荜澄茄二钱　姜枣各二

再服一剂，渐思食，嘱其勿食粥，以防停饮。连日食藕粉，日三次。若求食甚切，须于干饭同食肉汤。后五日去南昌，该妇不愿吃药，停药后发生皮寒。

案3　裘××，男，55岁。

素来耳聋，喜食炙煿物，烟酒成癖。某年夏秋间，发生拖沓病。某医以虚弱论治，服十全大补丸，无甚感觉。改用大剂参附，服完八剂，面红，夜睡竖起索饮。乃更医投归脾汤，令多服。悉遵医嘱，但觉耳更聋，日见消瘦。一日我登其门，见其与前大异，耳聋且不省人事，懒与人言，我以手牵他，竟有反缩现象。

脉沉紧，不明度数，两足如鹤膝，舌有裂纹，目光扩张。知为肾津枯涸，已成煎厥矣。其子促余开方，余告曰："肾津枯涸，所以聋上加聋；两足鹤膝，肾水告竭；脉现沉紧，变幻不定；目光扩张，肝肾不同源；夜睡竖起，已成心烦；两颧通红，必有躁病发现；烦躁兼之，有何生理？"坚不拟方，仅建议吃燕窝。

自是经常发烦，夜间更甚。一日跑出门外，欲入水，家人促归。将睡时，见旁边一壶酒，遂提壶咽下。旋即大呕不止，汗出如注，从此肾气上泛，呃声大作，中焦气上，一呃全身冲动，是晚呃止声绝而卒。

案4 程××，男，10岁。

暑天烧热后四肢厥冷，某儿科用羚羊角及诸风药，病势加剧。六脉有度数，第无浮沉迟数胎息，四肢冰冷，不索饮，亦不求食。要睡房中，且须其母伴身旁，舌全白，唇淡白，能说话，但不愿说。断为阴寒内伏，已成厥证。

附子二钱　干姜二钱　甘草一钱　葱白二个

嘱速服。服后三小时，此孩叫娘盖被，娘摸其手足，不若服药前冰人，但欲转侧靠人睡一起，并索饮，讨糖吃。

翌日，其父云手足不冰冷，但未完全回阳，要靠其母同睡，畏扇风，知厥虽有而阳未复。

附子四钱　炮黑干姜三钱　炙草二钱　杭芍钱半　上桂一钱　红枣三个

服一剂后，能吃粥半碗，作呕，欲便而便不出，额上有汗。知厥已消失。欲呕者，胃有寒也，和胃为主。

炙党参二钱　蔻仁二钱　杭芍二钱　炙草一钱　良姜一钱　扁豆衣二钱　川椒八分　乌梅二个　姜枣各二

服后病势较退。

七八日后，其父复来，云此孩病去三分之二，但要穿夹衣，畏风，吃饭不多，有时打饱膈，贪睡。我以为多服风药，复吃羚羊角，未免大肆寒凉，所以仍畏风寒。令服黑锡丹，每日二十粒，五日为度，果效。

案 5　万××，男，31 岁。

潮热不退，神昏气弱，不愿劳动，不想吃饭，夜不入睡，二便极少，自料必无生理。余见其面如黑色，倦怠不堪，奄奄一息。诊脉六部皆无，惟关部一息一至，尚有胎息，断其胃气尚存。正面六部无脉，必有原因。询及曾否呕吐，答以来诊所途中曾呕过两次，乃知途中颇受颠簸，即令以热开水送饮，患者一饮而尽。再诊脉，六部皆有消息，满现沉细，度其病虽危笃，而元阳未损，察舌干燥边湿，唇色焦枯。此病湿极化热，胃为热灼，变为煎厥（书上有煎厥薄厥之称），疏方：

犀角钱半　元参二钱　南沙参二钱　鲜生地二钱　东波蔻二钱　冬瓜仁三钱　苡米三钱　生石膏三钱　甘蔗汁一杯

嘱连服五剂。

服第一剂后，小便于床上，举家惶惶，咸以遗尿为不祥之兆。患者即于床上喊叫是尿急不及起床所致，告家人勿事慌张。五剂毕，神事安宁，二便渐趋正常，表情渐转愉快，但仍未进食。改方：

鲜生地二钱　橘络二钱　沙参二钱　犀角二钱　生石膏三钱　玉竹二钱　芦根二钱　赤芍二钱　连翘二钱　牛子二钱　金石斛三钱　甘蔗汁一杯

再服五包，精神较有进步，能食粥，口内破皮，想食肉，一夜未闭眼。知为阴不入阳，于前方加：

鸡子黄一个　阿胶二钱　泽泻二钱　川连一钱　细生地二钱　苡米二钱　莲子心钱半　云苓二钱

服两剂，能吃粥，夜间成眠。嘱服善后方：

洋参一钱　麦冬二钱　五味钱半

煎服。从此痊可。

案6　李××，男，37岁。

口渴不止，人皆以为是消渴症，自述曾服花粉十多斤，洋参数两，效果杳然。诊脉数极，唇舌均绛，两颧赤亮。乃消渴变症，而为薄厥也。嘱找土瓜（打子瓜）吃，以吃饱为度。时当九月，往各处搜寻，买到四只。比即吃下两只，犹感不足，再吃第三只，登时打一饱呃，似觉一溜烟下去，随即打一尿噤，霎时屙尿半桶。从此许久未叫喝茶，问以故，曰："不渴了。"待吃第四只，旋即大便，下一大堆溏而带酱色之物，顿时病去大半。

越日着人换方，令寻水缸下之涎鱼虫十只，水煎温服，自是病情若失。

案7 陈××，男，24岁。

四月（阴历）来就诊，见其手挽棉袍，身着棉袄，疑其疯癫。陈会吾意，告以伏天亦须棉衣。曾服附子、力参、蒙桂不少，畏寒依旧。其脉寸伏而尺浮数，各不相维系，料必阴阳阻隔。舌无厚滞，唇色淡红，形色沉暗，四肢冰冷，食不正常，溲短，夜睡不安，白天不出外，畏风甚，总不离棉衣。断其热深厥亦深，不是寒证，乃邪并于内，而阴遏于外也。《内经》云"热深厥亦深"，又云"热极生寒"，当散其热，使达于外，宜清凉疏散，以解其热，然专用凉药，亦非所宜也。

鲜芦根五钱　煅石膏三钱　苏梗二钱　佩兰叶二钱　橘络二钱　甜杏仁二钱　蒌仁二钱　苡米三钱　冬瓜仁二钱　蔻仁二钱　前胡二钱　香豆豉四十粒

服十剂后，患者可不穿棉衣，在外散步，不觉寒冷。寸脉不伏，两尺不浮，一息四至，皆能应指。知阴无外遏，改方：

菖蒲二钱　郁金二钱　佩兰叶二钱　芦根四钱　杏仁二钱　蒌仁二钱　橘络二钱　煅石膏三钱　知母二钱　川柏钱半　银花四钱　连翘二钱　豆豉四十粒

再服十剂，身有微汗，饮食见增，皮肤作痒，六脉不匀调，令暂停药，一俟胃气恢复，再行斟酌。可吃猪肝、猪肚，谨防发生疔毒。果如余言。盖其多服温补，内热郁甚，必成毒也。

（五十四）腹胀

案1 张××，男，40岁。

性情拖沓，有病不愿吃药，专食燕窝、银耳。某年初秋，偶感腹胀，行路腰挺，只能仰睡，饮食减少，面容消瘦。至来年二月，病势大作，走路横行，眼胞浮肿，欲食不能食，张口透气。本地一棺材商，曾亲至张家访视，说能治此病，并且包好。其家不信，着人邀我。

其人腹大如箕，青筋未现，脉中空，关部若有若无，说话气粗。我有束手之感，权以金匮肾气丸一两，嘱其作两日服。其妻云此地有治此病者，我促其请来谈谈。及至，问用何药？答以"凡肚子大都有水，医书云'排脏腑而廓心胸'，水在外，而不在里，腹中寒，气虚，无热气蒸水，致水聚一处。如腹似尖瓮形，可治；腹见平满者，则水溢满布矣，不治"。又云"张某此证，当属气虚，水蓄脐下理当大补元气"，遂用鲤鱼、大雄鸡各一只与黄芪四两同炖，烂极为度，然后食之。我闻其言，信为有理，乃鼓励患者大胆依其法。果然，一次吃后，服消过半，再次吃，竟获痊愈矣。

案2 熊××，男，53岁。

腹膨胀而坚硬，青筋满布，便溏，食入则胀满难受，脉沉缓，面色暗垢，舌滑润，知为中焦有寒，不是单腹胀，亦不是水分与气分，乃肾无关键力，非温肾不可。

益智仁（盐水炒）二钱　巴戟天二钱　白附二钱　川椒一钱　党参二钱　白术二钱　固脂二钱　胡芦巴二钱　上桂末一钱（吞服）　川姜一钱

服两包，腹胀见减，腹壁见收，便不溏泄，食欲见增。

附子三钱　益智二钱　上桂末一钱　覆盆子二钱　菟丝子二钱　固脂二钱　吴萸二钱　川椒一钱

我以为必须开鬼门而洁净府，单用温肾法，可祛寒，寒去而肾气自充，府亦洁矣。

案3 熊××，女，16岁。

腹大如瓠，脚小，且见浮肿，不寒不热，能食能走，面无血色者三四年，百药罔效。六脉无度数，舌色淡红，颇难诊断。又观指纹，青赤两色。沉思良久，乃忆及二十年前，某小儿科认此为"白火丹"，后查书，是河白，又名瓠白。某小儿科曾嘱寻无根草，水酒捣汁服。因不识是何草药，农医某云是破铜钱中有"十"者，此草生长田缺水沟，无根，能治白火丹。我仿此用：

破铜钱一握滤干水，置石臼捣烂，再以水酒捣汁，乘冷服下。外用灰面、鸡子白、生地共捣贴腰上，再服四草汤：

灯心草一两　茵陈草二钱　通草二钱　甘草梢二钱

煎服。

此外，用多量破铜钱煎水沐浴，于最热时坐盆上熏之。悉按上法服用，后七日，熊女一人来复诊，其面色虽白，而两颐现宕纹，有笑容，腹消去大半，当以利湿、利小便、除黄为主。

怀牛膝二钱　茵陈四钱　前仁二钱　冬瓜仁三钱　滑石三钱　生姜二片

服八剂，痊愈，现在学堂读书。

农医治病有特效者，我亲见数人，实不可忽视。

案4　熊××，女，58岁。

水泻后腹膨如鼓，其脉浮数互见，舌上满布白苔，边微红，摸其腹，有小块，但膨胀而不坚硬，且哇哇作响。知为水蓄三焦，以分利为主：

云苓三钱　猪苓二钱　泽泻二钱　前仁二钱　白术二钱　川通钱半　桂枝钱半　京半夏二钱　丝瓜络三钱

服两包，腹胀稍减，仍哇哇作响。

复诊面无血色，白如竹纸，脉象如前，据云节日曾食鸡，知三焦挟痰，遂于前方去桂枝，加上桂末一钱，东波蔻二钱，焦楂二钱，两剂而愈。

案5 杨××，男，40岁。

四肢无力，食减贪睡，懒于劳动。未几，腹大如箕，不能起床，食则饱胀不堪。诊脉沉弱，面目俱黄。其腹大如箕，不似抱瓮状，虽膨胀，但不若鼓之硬。乃三焦失司，肾水不得运化。

甘遂五钱，广香五钱共研末。外购猪肾一对，竹刀劈作四片，去内筋膜，将上药末置其内，再合拢，外以粗纸裹定煨熟，取猪腰子，去药末，细嚼之，随随吞下，勿暴食之，可多吃几次。吃过三次，尿量顿增，腹胀见软，能打屁，便无异常。经察之，腹消二分之一。再服两次，下黄水一盆，腹胀已去十分之八。然后以蚕豆半斤，大蒜瓣四两同煮食，共三次，续有效，且能劳动。但面目尚未脱黄，给黄病丸药二两，得全收全功，身体逐渐恢复强壮。此以肾治肾，从肾引水，各从其类也。

案6 毛××，男，16岁。

水肿肚大，不能多食，亦不能劳动，腹壁如水晶色。验其足心，尚不平满。按脉至骨，不分度数，独两寸搏指，知肺气尚存，令用猪肚一个，茶汤盐水洗净后，活捉青蛤蟆放入猪肚内，扎口，置砂锅内炖熬一日一夜取出，去蛤蟆皮、头、肠杂，与猪肚同撕碎缓缓吃下，不用盐酱，吃完为度。

照法服三个，肚消大半，但四五日大便一次，再用乌鱼（十两上下）一条，不用水洗，以布揩净，竹刀剖腹，去肠杂，内放皮硝五钱，以线缝口，外用黄泥裹之，放火上烘燥（烘两面），以闻到鱼香为度，取出去泥，用竹筷取食鱼肉，不用盐酱，耐心吃下两三斤，大便量增加，腹胀顿减，获大效。

此症我认作水蓄三焦，乃仿照洁净府，各从其类，以逐水源。

（五十五）骨节疼痛

陶××，男，18岁。

肄业中学，素不爱运动。某日因玩单、双杠而致骨节疼痛，服中西药，未见起色。

脉见沉涩，关部沉细无力，舌苔灰黄，唇色惨白，断为思虑伤脾，脾运不济，则胃气不充，湿郁不化，致水气相混，阻碍升降，因而面黄、肢软、身痛。

茵陈三钱　苍术二钱　秦艽二钱　丝瓜络二钱　橘络二钱　天仙藤二钱　栀仁四个　苡米三钱　九节菖蒲二钱　当归二钱　赤小豆钱半　煨姜一钱　枣二枚

服两剂，身觉如虫行，满身疼痛，不仅骨节痛，陶因服药有效，径自加服二剂，觉精神痛快，不若以前之郁闷。

越日再诊，六脉均匀无偏，改方：

茵陈三钱　白术二钱　苍术二钱　栀子五个　郁金二钱

九节菖蒲二钱　连翘二钱　赤芍二钱　金钗二钱　当归二钱
赤小豆钱半　大豆卷二钱　省头草二钱　川牛膝二钱　木瓜
二钱　姜枣各二

服四包，骨节疼痛大减，陶生要求证明回校。

（五十六）吐血

案1　裘××，女，45岁。

孀居。某年隆冬，因其子在岭里看戏赌钱，乃乘风
赶至岭里寻子归来，途中边走边哭，已吐血不止，到家
睡到床上，血涌出，成盆成堆，临夜请其胞弟诊治，投
以犀角地黄汤，未见甚效。及天明，吐淡红色血，量稍
减少。患者头晕目眩，起坐不稳。

余诊其脉，浮数难数，关部寂然，断其受寒激怒，
致血妄动，将有气虚血脱之虑，处方独参汤：

高丽参五钱煎汤频频咽下。约过一句钟，病者云头
晕好，坐得住，喉间无响声。直至薄暮，仍不断吐血，
但只半碗许。余嘱将血扫去，铲出血上之土，置瓦上焙
干，与高丽参水兑服，是夜二时血止，索粥食，乃与热
食。旋即突然大吐，知其被上呛，遂于方内加：

芍药二钱　附子三钱　炮姜二钱　力参四钱

服一剂稍安，但仍畏寒，于方中加：

上桂一钱　当归炭三钱　熟地五钱

童便磨墨兑服，三剂而愈。

案2　李××，男，年未详。

吐血甚多，色分鲜、紫，发热畏寒，胸郁咳嗽。寸口脉浮搏指，断为寒湿伤肺。

桂枝钱半　杭芍二钱　杏仁二钱　郁金二钱　藕节八个大小蓟炭各钱半　戈半夏一钱　黑姜一钱　桔梗二钱　仙鹤草二钱

童便磨墨一盅兑付。

两剂后热减，不畏寒，仅咳时痰中带血，胸膈仍郁闷。此热瘀膈上，肝木未遂，以去瘀调肝为治。

桃仁二钱　郁金二钱　仙鹤草二钱　桔梗二钱　百部二钱　田三七一钱　藕节五个　橘络二钱　瓜蒌二钱　炒栀子五个

蛇胆尖贝末一支冲服。

连前服药四剂，痰中带血减少，热退清，胸郁解。但食后饱胀，消化不良，肢软，头晕，怔忡，此湿热未透，法当渗湿解热。

栀子四钱　西茵陈二钱　赤苓三钱　川木通钱半　猪苓二钱　莲子心二钱　枣仁二钱　龙胆草二钱　橘络二钱　尖贝二钱　茅根二钱

另用仙鹤草片一瓶，分作三日服，痊愈。

案3　刘××，男，36岁。

突患吐血，邻人告其买水参炖鸭，吃了一只，吐血见减。另日再吃一只血止。自以为病愈，乃乘舆往南昌清真馆食清炖鸭一只。当日傍晚归家，刘见室内灯光，顿时眼花头晕，往后一摔，仰卧地下，随即血出，大呕大吐，量达盈盆，举家号叫，次日延三医会诊。梅、黄二医先我而至，颇受殷勤招待，我至其家，似无人过问，乃自往塾师处闲坐，旋即不辞而回。是日服梅、黄医方不效，但血不甚汹涌。刘再延我诊，我推辞之，经再三请求，乃随往之。时见患者满面红光，唇满尚有血迹，六脉俱浮，关部不及四至，似此无根之脉，不便施治。适塾师云，此病是因食水参炖鸭，恐过于寒凉，要我从此考虑用药。余细察患者叫关窗户，并叫加背心，知有畏风表现。令其卧下，更觉肚内作响，血又大出，当时忆及王医曾用桂枝汤治疗吐血之经验，遂考虑其畏风是肺部有寒，确与食水参炖鸭有关。桂枝可宣发肺气，杭芍则调和营卫，姜枣以调和胃气，肺气一通，自然不畏风而寒自解矣。乃见症治症，拟方：

桂枝二钱　杭芍钱半　法夏一钱　姜枣各二

服一剂，当晚十二时，身上热蒸蒸，吐血时肚内不再作响，且觉爽快，亦不似昨日躲缩畏风。次日复诊，脉象仍浮，但能应指，无紊乱脉象，前方之效已明。表寒既解，亟宜引血归经。

白附二钱　力参二钱　蒙桂末（冲服）一钱　炙草一钱
黑姜二钱　当归二钱　熟地炭三钱

服两剂，血止，目已不花，但稍有紫色血块出，知有瘀积。遂于前方加：

田三七一钱　阿胶珠二钱

服两剂，血告终止。其眷属虑其吐血甚多，大伤元气，每日以冰糖炖燕窝当早餐，以清炖莲子当午餐，一星期后，患者胸脘板塞，喉间发痒，脉平。断因过食寒凉，停积上脘，致令胸口板塞。其喉痒者，是肺气被遏，急用萝卜子（炒香）五钱，水煎童便兑服。燕窝、莲子，一概停食，日进餐粥餐饭，忌油腻，粥内可加红豆一合，同炖。至于服药，则以生脉散常服。刻下暂服回龙汤（清早用自己尿服下）。

当日我将书上所谓"吐血不死，咳嗽必死"告其家属，并云其家尚有遗传性咳嗽，宜注意。以后若有梦遗，则肺病难免。后果如余言。

案4　程××，男，15岁。

八月来咳嗽不止，间或痰带血丝。据述经爱克斯光透视为肺结核病。乡人云系童子劳，吃八角乌炖肉两次，从此病势日增。

察脉浮滑，关部尚能搏指，初咳时摇头掷之，认为伤风咳嗽，未得宣通肺气，肺气一通，咳嗽自愈。一切补肺、泻肺、止咳、醒痰之品，均未采用。

前胡二钱　苏梗二钱　台党钱半　桔梗二钱　法夏二钱
杏仁二钱　橘络二钱

服两剂，身体较为舒适，欲解衣。改方：

桑叶三钱　枇杷叶二钱　橘络二钱　前胡二钱　桔梗二

钱　京半夏二钱　瓜蒌仁二钱　甜杏仁二钱　苡米三钱　冬瓜仁二钱　佩兰叶二钱　藕节三个　白前二钱　藓茅根一握

令服四剂。

又嘱用猪油四两，先煎去渣，入糯米糖半斤，溶化，再入白蜜四两，同煎成丝，取出以磁罐盛之，每日用开水调服一匙，吃完为度。

服毕，云病好大半，白天不咳，仅夜间稍咳，面部稍见浮肿。我令购猪肺一叶，煮熟，外用五味子研末煎食，遂获痊愈。

案5　罗××，男，40岁。

自知医。常患吐血，服药甚多。其吐血，四季不离棉衣，咳嗽痰少，汗出不止，一日访余，欲得良方。诊脉细数，断其肾虚卫弱，肺金不润。遂仿泅溪以琼玉膏治吐血法，于原方略事加减。

鲜生地一斤　人参须一两　藕一斤　云苓一斤　鲜茅根一握

同入铜锅煎至水剩半锅为度，捞起去渣，再煎剩八碗水后，入白蜜收膏，以瓷罐装好，每日用一小盅，开水化服，以不畏风，不吐血为有效。

依法制服一月余，即不穿棉衣，吐血亦止，但咳得气急，遂令再服一料，痊愈。

（五十七）呕血

陈××，男，年未详。

某年端午节日，饮酒一碗半，食鱼肉甚多，酒后手舞足蹈，欲去划船，不意一跳而跌仆地下，即呕血甚多。余见其满口喷血，头向两侧转，面红亮，舌红甚，脉洪大无伦，骇甚。剥开眼皮视之，白珠如猪血，显系酒醉而血液妄行。令速购葛花五钱，如无葛花，则买葛根一两，温水浸软，同芦根一束捣烂敷胸口。外以新汲井水漂发（此人幸有长发六寸），持碗盛水，令其发垂入碗内（切勿以水淋头），至其不摇头为止。同时，以花蕊石末五钱，水煎童便兑服。敷药后约十分钟，患者手摸敷药处，两目即开。随即腹内大鸣，患者又手摸腹。口内所哺，有血水夹内，间或叹气。余令用竹床放睡，勿惊动，暂勿乱进食。是夜三点钟大汗。另日清晨能说话，换方犀角地黄汤，加入灶心土一块。两剂后大效。余嘱停药，可连服绿豆炖粥，日三次，切勿乱进食。患者若感饥饿，可用精肉炖汤，食汤勿食肉，此养胃法也。必俟胃热解除，胃津充沛，方可进食。依此法，获痊愈。

（五十八）衄血

案1 段××，男，30岁。

家人每以酒代茶，甚或当饭。一日，其醉饱后，在竹子阴凉处睡整天，旋患鼻血长流，至昏厥不闻声，身不转侧。抬至我家，时方日下，检药不及，急以韭菜一斤煎水，再以鸡蛋一个，去壳打百下，取出韭菜不要，将此汁煮蛋，蛋入汤内，化动后即捞起，不要太熟，即撬开其口，将蛋和汤灌下，约过二十分钟，出血减少。其父欲再吃一个，余以为乘热吃下之物，于止血不宜，急灶心土一块，以新汲水搅浑澄清，乘冷服下，前后一小时，鼻血全止，人渐苏醒。

次日，以其脉洪数，舌上有泡，知有热迫现象，拟方：

犀角二钱　生地三钱　丹皮二钱

童便作引。

其父坚持服洋参，我以为不合病情。他以其子体弱，认为非吃不可，竟用洋参二钱，麦冬二钱，五味子一钱同煎。此药乃其家常备药，以为能避暑热。当时我无可如何，嘱其非加童便、灶心土不可。服后病势似减非减，患者总觉胸口板塞，知有瘀血未出，洋参定然误事矣。

越日其父来，云患者遍身萎黄，眼花，其人如狂。

余令速将患者抬来诊断。其面色萎黄，不能起坐，目花，狂笑，脉洪大，双目全黄，断定有瘀血，投以桃核承气汤。

服两剂，狂笑止，但黄色未退，目转老黄色，怒目视人，遂改用龙胆泻肝汤。连服两剂，病势顿减，然半月不思食，口苦，到晚发烦。认为血分有燥，乃以猪膏发煎，每日以无灰酒调服一匙，至服完一料为度，自此告愈。

我以为治血证须注意血后停瘀，不宜过分服寒凉。犀角地黄汤，洋参未免失之过早，当引为教训。盖血证后须去瘀解热，泻有余而补不足也，庶为治血证一大理解。

案2 熊××，男，25岁。

素有黄症。一日鼻血长流，昏倒在地，不省人事，举家惶惶，啼哭一夜，天亮即延我往诊。其脉数而有力，独关部沉伏，知必有感触，致血出不止。然何故昏昏不省人事？疑之。其头部冷汗溢出，舌边红而中心黄，唇色焦，两目瞳人不明，必为血热妄行，引动肾气，所以额汗而瞳人不见。我急则治其标，用四生饮止血。

生艾叶、生柏叶、生荷叶、鲜生地，不拘多少（当时药肆无鲜生地，以干生地代之），同捣成汁，乘冷服下。不到二十分钟，患者目开，头不旋转，鼻血不暴出，但见胸口急跳。至下午，病者能坐起，鼻孔仅少量血水流出，且有黄色鼻涕。断其肺热渐退，是夜令取灶心土一块，入新汲水内搅浑澄清去渣，和童便吃下，鼻血全止。再投犀角地黄汤两剂痊愈。

（五十九）声音不出

案1 陈××，男，27岁。

终日陪妻伴妾，房中作乐。其身体肥胖，平时无咳嗽。一日，忽然声嗄，遂至失音。面不华色，舌无甚白滞，稍见干燥。脉沉至骨，难分度数。证诸上情，当非咳嗽失音及鸭公痨，实乃房劳过度，肾经失职，致不能上蒸肺气，所以声闭。处方：

诃子三钱　熟地炭四钱　益智仁二钱　女贞子二钱　远志二钱　灵磁石二钱　杉木节七个

水煎。另用陈杉木一小根，烧成火熄，置水内炖十分钟，倾入碗内，不用火熄，乘热与前药同服，可服四剂。

余用诃子、熟地炭者，取其泻火、去凝、除腻，专解肾热之义。并嘱分房独宿，直至痊愈。其服四剂，有时喉头发痒，大咳一声，吐出血块，顿感舒适。换方：

诃子四钱　益智仁三钱　熟地炭八钱　远志三钱　九节菖蒲三钱　女贞子三钱　板蓝根二钱　当归二钱　莲子心二钱　柏子仁二钱　杉木节七个

前后服药十剂，病情若失，最后说明不可妄投补品。

案2 罗××，男，42岁。

声音不出者年余。问其原委，乃笔之于纸云，起病于秋后，稍咳嗽、夜不成寐，渐至失音，别无他证。

脉之六部浮数不定，知外感未透，内伏为患。疏方：

诃子二钱　苏子二钱　杏仁二十粒　通草二钱

水煎，加热酒兑服，令服十剂。又拟方：

猪油四两，炼去渣，加入米糖四两，烊化后，再加血蜜四两，同煎至牵成丝为度，磁碗装之，日服一匙，开水兑下。服毕痊愈。

二、外科

（一）漆疮

胡××，男，20岁。

即将迎亲，而身上突然红肿发亮，皮肤现点。某医认作天痘，用药升发，未得效果。又某外科认作疮毒，服荆防败毒散，亦未应手。

余见其面色红亮，仅上身红肿，发痒发胀，但又抓不得痒处。脉浮数而关沉数，界限不明，疑之。时已薄暮，待之明日处方。是夜患者将其原住之房间（即将作新房者）让我居住。余至此室，见满房家具，油漆鲜艳，一股浓厚油漆气味逼人，令人难受。因此，遂考虑患者原居此室，按其病情，对照浓厚之油漆气息，再结合前医之治法，乃疑其患漆疮也。

次日清晨，令采新鲜家苏叶一束，煎水沐浴，且以韭汁涂鼻。洗澡后，患者叫好过得多矣，鼻孔流血水，但无热。至午后，红肿全消。

（二）颈上大疱

黄××，男，20岁。

颈上长一大疱，不断增长。脉沉涩而数，认系肝经郁热，似瘰瘤变相。

海藻二钱　青皮钱半　莪术钱半　生地二钱　全虫四只刺蒺藜钱半　龟板三钱

令服四包，并嘱常食海蜇皮（酱油、醋拌食）。

服药四剂，疱已消。令再服四剂，以固疗效。

（三）肾痈

×××，男，23岁。

肾囊肿烂，睾丸外露，痛少痒多，臭气难闻，黄水透湿裤裆。面黄肌瘦，六脉俱软，断为肾痈。

紫苏叶五钱，研末。先以葱白、蛇床子煎水熏洗后，再将苏叶末掺患处。后用鲜荷叶一张，将肾囊包好。急服：

川连三钱　黄芩二钱　川通一钱　甘草钱半　当归二钱
银花三钱

服五包，肾囊溃烂见好，仅剩一小孔，后以鸡内金研末掺上收功。

（四）走马牙疳

王××，男，4岁。

面色暗黄，唇紫色，啼哭不止，其父告以痘后牙痛，且脱落牙齿两个。指纹过气关，呈暗紫色。口内臭气难闻，牙龈腐烂，带黑色，当令急用韭菜汁和鲜萹蓄捣汁擦牙床，外敷干姜末，南枣、白枯矾一钱，放在牙床上，再用末药掺上（人中白一钱，冰片五分，元寸一分，煅铜绿八分，研末），另以：

元参二钱　银花三钱　赤芍一钱　连翘一钱　胡连一钱
生地一钱

服一星期，病告愈。

（五）鱼骨卡喉

×××，女，年未详。

行将分娩，忽然鱼骨卡喉，不能纳食，叫喊不停，举家失措，向我问方，嘱速用：

橄榄核磨水咽下，愈多愈妙。

后到南货点买青果二十多个，去肉，磨水服下，不到一小时，痛止。又令取猫儿涎灌下，大效。

（六）赤火流丹

×××，女，30岁。

砍柴受热归，即发烧热，满面红赤带亮，直趋颈下，双手拂风取凉，心中发烧，夜不安枕。寸脉浮大，舌绛唇绛而焦。断为赤火流丹，非风热湿毒。嘱用：

井底泥调匀，以鸭毛刷面上，须自颈上刷至面上，不能顺刷，防凉下走。刷一处，须留一孔不刷。另用：

莲子心二钱　竹叶卷心一钱　连翘心二钱　原寸冬二钱
鲜生地二钱　丹皮二钱　绿豆衣二钱　生芦根二钱　鲜茅根一仔

服三包，面上发痒，红而不亮，颈下不红。知有效，嘱急购公蟹一二只，取其黄刷上。若无蟹，则寻港内之小蟹，将蟹捣烂，取其水涂上，不用井底泥。前方再服二包，可收全效。若红未退净，可用杀猪盆内毛上之皮膜煎水洗面部及颈项，颈面忌水七日，悉如上法，获全效。

（七）脚夹肿痛无头

张××，男。

右脚夹肿痛无头，日夜号哭。余友吴医，湖北人，擅长外科，与我在患者家坐（患者是我师弟），顺便请吴察之。吴用手摸其腿夹，问患者痛否？答以不甚痛。又问何故哭？答以胀得难过。吴云"三日包好"。即拟方：

泡姜四两　当归四两　甘草四两　银花四两

嘱服四包。

服毕，胀痛若失，腿夹亦无何迹象。

（八）颈后疽

罗××，男，年未详。

颈后生一疖，日夜叫喊，人皆认作对口疮。延吴治疗，吴以为部位不对，乃是疽，不是对口疮，云两日可好。开方：

甲珠一两　甘草一两　泡姜一两　当归一两　北芪一两

令服两剂。其妻流泪曰："家无分文，药从何来？"吴即从衣袋掏出大票四张，言明不需归还，令速捡药。照服两剂，颈后疖子已消，无什痛苦。

（九）乳部流注

黄××，女，年未详。

奶部溃烂三四年，胸口血水流不止，苍蝇满堆，暑天不离棉衣。服药百余包，未见何效。余介绍吴医治疗，吴察之曰："不是乳痈，是流注，乃气血大虚，不能相顾，酿成溃裂。此症可延十年，而人不死。"拟方：

甲珠四两　当归四两　北芪四两　银花四两　甘草四两
熟地四两　台党四两

嘱服四十剂，不能少一剂。同时，买阳和膏一张贴上，切勿打开看，必待其自落。如落下，即换贴一张。患者丈夫视药方，面有难色。吴会意云："此药倘然坏事，宁愿赔偿药价，永断江西之路。"遂遵其嘱，大胆照捡，用锅煎药。每剂煎成四大碗，分作四服，一日服完。

服过十剂，已不穿棉衣，不畏风寒。再服十剂，饭量增加一碗，且可下河洗衣。黄见服药有效，令乃夫下乡访吴，告知情况。吴嘱耐心再服，服至三十四剂时，吴定亲来料理。但服至三十剂，其夫揭开膏药一看，疮上已长新肉，乃鲜红色。吴按约来，患者云曾揭开膏药，吴责之。因新肌肉未长皮，如揭开见风，必然紧缩。即令寻壁钱贴上，外以阳和膏掩盖。于方内去北芪、台党，加力参四钱，海螵蛸四钱，再服十剂，自然结疤，切忌冷食，后果应其言。

（十）左足击伤

曹××，男，年未详。

下马时踏凳，击伤左足，登时不能行走，抬回家中，经伤外科数人治疗，不能消肿，日夜号叫。某医云"十日包好"，索银百元。其家云只求伤好，百元亦可拿。经吃药推拿，毫无改进，饮食反而减少。后延吴诊之，吴以十日内包走路，不取分文。拟方：

当归半斤　黄芪半斤　川牛膝半斤　甘草四两　蜈蚣十六条

嘱其放心服至足能下床，手揣不痛时方停药。服至四剂，能下床行走。服至十包，完全复元矣。

以上七至十案，皆余亲眼所见，录此供参考研究。

三、妇科

（一）调经一法

朱××，女，30岁。

自述屡孕屡堕，曾产三脱未养。六脉沉迟不一，唇、舌形色均正常。询诸以往堕胎情况，云两月或三月堕。余以为所堕者不一定是胎，书上有云"三月如露珠"，何胎之可据？总是经汛不正常耳。处方：

当归二钱　川芎钱半　丹参二钱　香附三钱　鸡血膏二钱　醋黄芩二钱　怀山二钱　生地二钱　金钗二钱　续断二钱　杜仲二钱　覆盆子二钱　菟丝子二钱　炙草一钱　玫瑰花二钱　莲房一个　龙须草一尺

煎水后取出，入他药同煎。

此方连服四个月，每月月头月尾各两剂，每次服药后接上吃乌鸡白凤丸各两颗（每月四颗）服药两月后，第三、第四两个月则去龙须草，改用柳树根一仔煎水取出，再入他药同煎，服药后，照样吃乌鸡白凤丸。并嘱下次停药时，切勿亲近，盖所谓"月攘一鸡则可，日攘一鸡则不可"，其如余言，后得一男孩。

（二）经下血块不止

曾××，女，43岁。

经停两月复来，下血成块，竟达二十日不止。自觉头晕目眩，腹中发烧。脉象沉缓无力，按引血归经法为治。

上桂末二钱　力参须二钱　蒲黄炭二钱　当归二钱　醋炒黄芩二钱　杭芍（生炒各半）三钱　棉花子（炒断丝）一撮　玫瑰花二钱　焦白术二钱　鸡血膏二钱

服三剂，愈过半，血块已无，腹中已不发烧，头不晕，目不黑，但血未净。我防有滑脱变幻，改用：

力参钱半　肉桂末钱二分　醋炒黄芩二钱　阿胶三钱
鸡血膏二钱　当归二钱　续断二钱　杜仲二钱　棉花子一撮
焦术二钱　白芍（生炒各半）三钱　胎发一团（以皂解汤洗去霉气，
布包炖）

服四剂，前症若失。

（三）经闭蓄水

黄××，女，40岁。

孀居。腹大如箕有八月之久，村人疑之，且有闲言，是以抱忿来所求诊。

据云冷天洗被，适逢行经，未避冷水，自下月起，经停未行，迄今已年余。并云其夫在日，每当其经停，即用红糖炒山楂，食之即通。其脉数无力，关部沉细，面色微红，眼胞见浮。该妇时以手擦腰部，云腰觉胀紧，如束带状。每到水边洗衣，即感头晕目眩，不敢久视日光和水光。察其腹，有红皱纹，知为湿结胞室，似血分与水分同病，但水蓄为主要。盖水有泛滥性，故满腹平起。血蓄有聚积性，当满腹坚硬。细察病源，乃冰冷水而经闭，况遇日光、水光即感晕眩，此非水而何？法用承气兼导水。

桃仁十三粒　正西庄（水浸兑服）三钱　归尾三钱　商陆三钱　郁金二钱　云苓三钱　泽泻二钱　桂心钱半

服一剂，当夜下水一马桶，天明后叫邻人视之，如米泔色。红而且黄，无杂物，纯是水。再服一剂，下水少许，腹消大半，但觉晕眩，似天旋地转。余思及曾多食山楂，必伤胃气，胃气不能营血，致水血相混，郁结膀胱，故非养胃气不可。

金钗二钱　扁豆二钱　杭芍二钱　当归二钱　荜澄茄二钱　白蔻仁二钱　于潜术二钱　泽泻钱半　阿胶珠二钱

另用鸡子黄为引。

服后不觉晕眩，腹胀全消，乃嘱其早服补中益气丸，晚服归脾丸。从此恢复健康，全村播为美谈。

（四）错经

莫××，女，33岁。

身广体胖，每月行经两次。经前两日，少腹即痛，经色红紫夹杂。六脉无甚强弱，寸口弦紧，唇舌色泽正常。两颧鲜红，直透耳根。问其生育，云七年未孕，乃知急求生育。每月经行两次，名曰错经，但错经有偏热偏寒之分。其寸口脉弦而紧，定有肝热，因胃气未能上营肝血，致愆期错经。治法须分调气调血，照月头月尾服药。

黄芩七两，醋浸三日（不要多醋，以湿透为度），后将黄芩同醋焙干研末，醋拌米糊为丸，共作二十八丸，每日一丸，水酒送下，连续二十八日，吃完为度。

另拟一方：

　　丹参二钱　醋炒黄芩二钱　当归三钱　香附二钱　鸡血膏二钱　煅海螵蛸　玫瑰花二钱　地榆二钱　续断二钱　菟丝子二钱　覆盆子二钱　莲蓬壳（烧存性）一个（同煎）

　　此方月头月尾各服两剂共服两月。

　　按黄芩一味为丸，名芩心丸，冯氏锦囊以此治错经。后数年再晤莫妇，其手揣一男孩，喜形于色，盖其月经正常后，即生此孩也。其云生此孩后，每至暑天，脚部浮肿，问我索方，我令服四制香附丸。

（五）败血症

　　×××，女，50岁。

　　孀居，体胖。年半百而月事未停，色鲜。面赤，目呈寐态，夜睡不安，脉见弦数。此隐欲未遂，热郁肝肾，致成败血，实非一般月经也。乃据冯氏锦囊，处方芩心丸一料。

　　服后经止。但经常失眠，改用蚕蜕纸（见方一尺）三张，烧灰，米汤送下，每天服一次，三天服完。

（六）孕妇遗尿

　　×××，女，年未详。

　　孕五、六月，遗尿而不自知。其姑问我索方，乃用：

益智仁五钱，炙桑螵蛸五钱，研末，米汤调下，日服两次，每次三钱，以不遗尿为度。果效。

（七）怪胎血崩

熊××，女，年未详。

怀孕六月，下血滴点不止，夜卧则无血出，其问我是否漏胎？余以为漏胎病不仅滴点下血，况夜睡无血出，因未敢作露胎论治，乃谢绝处方。

待至八月，腹高大，走路乏力，而血仍下，但饮食劳动如常，均以为无关紧要。直至十四个月，如临盆欲产，稳婆动手，又画符催生，经三日三夜，产出猪核子油样物，无血出，亦无甚疼痛。

一周后，血暴出盈桶，叫我开方，我因不明病因，何敢浪漫？其至省治疗亦无效，血不止，而人事尚清醒。后遇裘姓草药医，云草药乃可救，乃用：

早子红（又名倒挂莲）半斤，炖鸡一只，服后血出减少。复以：

棕榈子、棉花子（炒断丝）同煎服，竟获痊愈。我仿此法治疗类似血崩，亦收良效。

此病我前后未开方，而草药竟得奇效。我将此草药查对，乃是地榆。据云生长田塝者佳，生长草坪者无力。此方适用持续性血崩，暴下血崩者无效。

（八）妊娠呕吐

案 1 徐××，女，26 岁。

终日不食，喜呕，思食冷水果，酸辣味。其家是木商，夫年七十上下，其新纳妇也。其生子刚八阅月，雇乳母喂乳。余诊脉见和平，两寸独盛，舌无甚苔，中心红润有津，满盘无病象，疑之。所谓不食者，不多食也，非完全不食。至于思冷水果，酸辣味，乃气盛肝热。以胃津充润决之，断为胞阻。处以调胃之品试之：

鲜石斛二钱　鲜生地三钱　扁豆衣二钱　玉竹二钱　南沙参二钱　竹茹钱半

令服三四包。

七月间，该妇孕腹出怀，此是以脉认证。

案 2 李××，女，33 岁。

怀孕九月，呕吐不止，某医投承气汤，服后早产，胎儿未死。其夫认定被打下者，故责之。另更医，用吴萸、陈皮、砂仁等止呕剂，舌满布灰白，唇焦而白，貌似胃腑有寒，虽思食，但食人即呕。断其上焦有热，中焦有寒，热与热相斥，故食人即吐。而其久热胃气不充，又为呕吐之另一因也。

吴萸四钱　西党五钱　生姜三钱　大枣五个

嘱服两剂，要冷服，切勿热服。

服一剂，虽不呕，但坐不住。余令榨甘蔗汁一盅，另用黄牛傍晚吃草后，于其喉间扯出一把未吞下之草，迅用阴阳瓦上焙干研末，以甘蔗汁调服。是夜安睡，但仍欲坐无力。

另日复诊，其面色转淡红，脉沉应指。断乃胃阳不升，故起坐无力，此与晕眩不同，必须镇坠升阳益胃。改用：

代赭石三钱　西党二钱　旋覆花二钱　公丁香一钱　姜枣各二

服两包，呕止，但精神不振，不思食，但思食鸡、肉、蛋等。盖平素偏喜荤菜美味，并须熬煎香味，未进食之先，口即流涎，其平时亦有呕吐。余恍然有悟，断定虫伏胃脘，遂以乌梅丸加减：

吴萸二钱　乌梅四个　川椒一钱　雷丸二钱　金铃子二钱　史君子八粒　西党二钱　川连钱半　金钗二钱　大白钱半　陈皮二钱　姜枣各二

服四剂，能起坐，亦能求食，不呕，不吐清水，嘱服香砂六君子丸，每日清晨吞服一钱，并嘱少食美味及香东西，从此遂告痊愈。但一年后相骂受气，前恙复发，住院一月。出院后，腹胀如鼓，竟至不治。

案3　傅××，女，30岁。

据云常患堕胎病，每当孕五、六月，呕吐剧烈，食入即吐，必吐净胃中物而后止，而堕胎则每当剧烈呕吐之同时。自云服药不效，欲得一止呕小方。余诊脉，其不允，并云"能治则治，不能治则已"。焦急万分，几乎精神失常。余姑以：

韭菜一把，捣自然汁一杯，牛乳一杯，生姜自然汁一杯，和匀服下。连服三次，呕止。但不能食粥，粥进口，随即翻出，我以为食粥不宜过热，也不宜吃汤。该妇想吃辣椒，余曰"随便"。其归家后不管三七二十一，竟用豆豉炒红辣椒，并吃一大碗饭，完全不呕。过九月，生一女孩。

（九）产后蛊胀

×××，女，25岁。

产后出血甚多，连食黄芪炖鸡两只，因而肚大，膨胀难受。产后半月，又行房事，肚子愈大，胀得满腹发亮。脉涩而数，舌黄而绛。据此病情，不无瘀积成蛊，当非红花桃仁所能攻下者，颇难着手。因嘱其往医院治疗，其因无钱缴住院费，不能住院。余试拟一方：

大黄三钱　商陆二钱　黄连二钱　肉桂（研末兑药服）钱半　党参二钱　灵脂二钱　地榆二钱　楂炭二钱　马鞭草一仔

水煎服。

服一剂，夜半下血水半盆，自觉舒畅。服二剂，下水盈盆，血少。未几下紫黑血块，患者见之，卒然晕倒，举家惶惶。但患者比即苏醒。叫家人不必慌张，自云病好多了。

复诊，腹消大半，脉数而紧，舌边绛，中心微黄，唇色淡红，面容黑暗，显然瘀血未净，非攻补兼施不可。

力参须二钱　上桂钱半　黄连二钱　元胡二钱　灵脂二钱　地榆二钱　归尾二钱　楂炭二钱　海螵蛸二钱　茅根五钱

服四包，腹消，水血均无，食量亦增。但阴道疼痛，诊脉尺寸稍沉而软，关部已复本位，舌色正常，面色灰黄。断其夹食化滞，以调胃为主。

石斛二钱　东波蔻二钱　郁金二钱　白术二钱　炙桑螵蛸八个　荜澄茄二钱　枣皮二钱　苡米三钱　芡实二钱　莲肉二钱　合欢皮二钱　女贞子二钱　覆盆子二钱　菟丝子二钱

服两剂，痊愈。

此按洄溪治血攻补兼施法，与病机相合，前后奏效。总以调气理血为要，妄攻大补，均非所宜。

（十）产后血晕

×××，女，22岁。

清早临盆，迄夜尚未分娩，举家惶惶号叫。我嘱其静卧，勿事慌张。开方四物汤加龟板五钱，服下至十时，产下一儿，比即不省人事。余令取秤锤，置炭火上煅红，以醋淬之，给产妇嗅，片刻即苏。次日大叫少腹疼痛，盖儿枕痛也。拟方失笑散加山楂，入酒煎服，痛乃止。三日后寒热大作，以为热入血室，服小柴胡汤痊愈。

（十一）产后蓐劳

涂××，女，22岁。

产后潮热不退，上身汗不止，咳嗽腰疼，每到下午，毛骨耸然，手足灼热。寸口脉盛，两尺见迟而细，关部对呼吸，能应指，唇舌均见微红，形色惨白，说话声低，时有血水外流。问其分娩快缓如何？据云经三日三夜，颇形仓皇。复问产后用何食物？云进肉汤，并食猪肚一个。余认为每至下午，毛骨耸然，无大热，仅手足心灼热，则无表证可言；时有血水流出，亦无瘀血可辨；仅上身有汗，非虚汗之外见，身汗腰疼，无疟之先兆；腰疼者，临盆三日三夜，不无风寒袭入，其形色惨白、声低、咳嗽等，当系蓐劳也。开方：

白薇二钱　佩兰叶二钱　金钗二钱　炙芪二钱　当归二钱　炒枣仁二钱　橘络二钱　益母草二钱　浮小麦二钱　醋炒艾叶一钱　丝瓜络三钱　乌梅二个　香豉三十粒

嘱服二剂。服后患者自云汗已减少，下午手掌心不发热，虽稍畏怯，但不似毛骨悚然。身觉热腾腾，口渴欲饮。于前方去佩兰叶、白薇、艾叶，加入西党二钱，杭芍钱半，绿萼梅二钱，醋炒黄芩二钱，续断二钱，杜仲二钱，炒黑棉花子一撮。水煎，童便一盏兑服。嘱服三剂，如有效，则用一小方收功。

猪肾一对，先以白芷二钱，黄芪三钱，当归三钱，续断三钱。水煎一炷香，去渣，再入煮猪肾，取出猪肾切片，用酱油米醋蘸食，依法照服得愈。

方意：白薇、佩兰叶以通络；枣仁通心阳，金钗补肝；当归和血；炙芪温中固表，防其汗大泄，酿成亡阳；丝瓜络通脉络；橘络通肺络；浮小麦通胃气；益母草治本原；豆豉和营卫；猪肾同药煮食，取其利腰。

（十二）产后行房腹胀

罗××，女，26岁。

面色萎黄，眉蹙神倦，若有所失。问以故，颇难作答。其代诉曰："产后三日，曾食鸡三只，从此叫肚内不开阔。半月后，其夫强行房事，血水即停，小腹作胀。"脉见浮数而关部沉软，断其胃气不能上助肝阳，以致食积化湿，阻碍升降，故现眉蹙神倦，法用消导、化湿、消瘀。

茵陈三钱　郁金二钱　神曲二钱　法夏曲钱半　苍术二钱　楂肉二钱　鸡内金二钱　陈皮钱半　香附二钱　大豆卷二钱　陈棕炭一块

服两剂，面色由萎黄转淡黄，面有笑容，脉无浮象，仅数无力。问小腹胀否？曰然。且云在火车上，觉有水流出。挟食化湿已明，于原方去苍术，郁金，加当归二钱，赤小豆二钱，醋炒黄芩二钱，川芎钱半，玫瑰花二钱，泽兰二钱。

再服两剂，云大有起色，问可否行房事？余曰不可。改方：

当归二钱　川芎钱半　丹参二钱　艾绒二钱　佛手花一钱　玫瑰花二钱　香附二钱　荔枝核二钱　糖炒山楂二钱

嘱服两剂后，可购服益母丸十粒，每日一粒，以收全效。

（十三）产后胕破

×××，女，28岁。

产后胕破，经常流尿。除嘱其勿挑重担，不要动气外，拟方：

黄绢五寸，剪极细，白牡丹皮钱半，白及二钱，水煎浓汁服。

连服五剂，似觉屙尿忍得住，仍守原方再服八剂，尿出减少，可以忍得。乃用：

白及三钱，入猪尿胕煮极烂乘热服下。

服三四次后，尿出能知，有些发烧，改用：

炙桑螵蛸十个，荔枝肉十枚，桂元肉十枚，益智仁钱半，煎服四剂，大有转机。

（十四）产后流血不止

案1 邓××，女，30岁。

产后流血不止，面色淡红，畏风，脉象浮大，惟独关部沉伏，疑之。问其曾服何药？告以乃夫知医，曾服生化汤。以脉考核，因有浮象，必有血寒。而生化汤内有桃仁，必伤血源，亟宜引血归经，拟方：

力参须三钱　白附二钱　上桂一钱　当归二钱　炙草一钱　熟地炭三钱　胎发（皂角水洗）一团

服两剂，血止。但精神萎靡，失眠。于原方去蒲黄、泡姜，加黄连钱半，阿胶二钱，泽泻二钱，服后即安。

案2 黄××，女，30岁。

产后恶露不止，血水互有，裤裆不干。诊脉六部浮数，幸关部数而不紧，口不渴，每餐能吃饭碗许，知其元气未败。出方：

莲蓬（烧存性）十个　棕榈炭五钱　当归三钱　官桂一钱　大白一钱　川芎钱半　鲤鱼鳞（炒黄）四钱

共研细末，煨姜煎酒调下三钱。如有效，则连服以血止为度。

服三剂，患者自云血止，只是流水。至八剂，血水全止。

（十五）产后发喘

袁××，女，年未详。

产后发喘，坐卧不安，面红谵语，脉见数滑。此肺部充血，致面部发喘。拟方：

苏木三钱　　人参须二钱

水煎服。炖好后，颇颇吃下，吃完为度。服后果效。

（十六）产门不收

蔡××，女，年未详。

产后五日，胎门不收，坐卧不安。但不肯服药，欲取一小方。即拟：

炙椿皮、火香叶、藿香叶、荆芥，不拘多少，煎水先熏后洗，有效，产门遂收。

（十七）产后寒热，汗出不止

闵××，女，25岁。

盛暑时分娩。三日后，寒热交作，昏闷不安。曾服小柴胡汤合生化汤加减，不效。我往诊，患者大汗不休，脉迟而软，独寸口浮数，舌部和面色均微红，闷闷不乐，仍下血水。我以为汗出而热不退，则热无表证。

乃由贪凉受暑，腠理不密所致。此是营病，宜调营益卫，亦取芳香透络法。

佩兰二钱　香薷钱半　白薇二钱　扁豆衣二钱　郁金二钱　丝瓜络二钱　橘络二钱　黄芪二钱　石斛二钱　香豉四十粒

嘱服二剂。

下午，患者堂兄来探疾，见余处方。即厉声叫弗服。比即开一大剂参附，谓此系虚汗，非温补不可。傍晚服下，夜半该妇烦闷益甚。其夫赶至我家，告以经过，我叫其自为斟酌，乃将我方捡服。

服后三小时，自云烦闷汗出均见减少，仍热。

复诊，六部脉息平平，仍有浮数现象，热在皮肤，不烙手，于前方去香薷，加：

金钗二钱　黄芪三钱　白术二钱　杭芍二钱　防风二钱　浮小麦二钱　东波蔻二钱　当归二钱　荷梗七段

服两剂，热退清，汗止，但不欲寐。换方：

黄连二钱　阿胶二钱　鸡子黄一个　灶心土一块　丝瓜络三钱　桔梗二钱

服后即安。

最后，料其秋后必发疟疾。九月，果然寒热往来，间日发作，足肿，不能步履，乃令购红饭豆炖粥，宜多服，后得痊愈。

（十八）产后浮肿

×××，女，年未详。

产后浑身发肿，汗出淋漓，不能转侧，人云有鬼怪，该村有木匠捉鬼画符，众人迷信之。木匠见神见鬼，做法事，病见日增，不能起坐，奄奄待毙。其姑见治鬼无效，向我问方。我令购鲫鱼一只，冬瓜二斤，煮后频频饮汤。

次日照办，是夜小便盈盆，肿势大减，患者甚感舒服。遂再食之。饮汤两碗，腹鸣如雷，尿量续增，全身浮肿，十去其九。但坐立不稳，有天旋地转之感。嘱其炖粥频频食之，不放盐、糖，忌饮酒面。

越数日，食清炖肚子一个，内置白胡椒四粒同炖。此后未吃药，遂渐复元。

按鲫鱼功用：通、行水，止渴，下气，定喘，发汗，消肿，利小便，去冷气。烧末服，治湿热咳嗽，喘促上气，水肿，黄疸，反胃。冬瓜功能利小肠，治烦躁热渴。

（十九）阴道出血

案1 刘××，女，20岁。

新婚后突然下血盈盆，连日不止，头晕目眩，脉象浮散不定，舌色灰白，唇色淡白，形色沉暗，呼气长而吸气短，坐立不稳，余认为新婚劳伤过甚，急于救脱，投独参汤：

力参五钱，煎汤作两日服。

服后血止，头不发晕，但仍有少量血水。换方：

棉子（炒黑）一掬　棕榈子（炒黑）三钱　艾绒（醋炒）三钱　地榆二钱　伏龙肝一块

同煎服，两包而愈。

案2　汪××，女，35岁。

小便经常带血，吃饭、劳动均如常，以为无关紧要，遂不介意。一日，在园地扯草，血水骤下，归家后，曾下盆许。至省城治疗十余日，下血不止。其脉数，关部数而紧，面红，舌中黄，边红，烦闷思冷物。断为地气上攻，挟温化热，致血热妄行而骤下。处方：

鲜生地二钱　干生地二钱　鲜地榆二钱　郁金二钱　炒地榆二钱　当归炭二钱　鲜茅根一束　藕节（炒黑）十个

水煎，童便磨墨兑服。

服一剂，血减少，云阴道肿而发烧。余认为兼有房劳，故于方内去鲜、干生地，加：

阿胶二钱　醋炒黄芩二钱　玫瑰花二钱　续断二钱　伏龙肝一块　棉花子（炒黑）二钱　棕榈皮（烧存性）二钱　女贞子二钱　覆盆子二钱　菟丝子二钱

童便一杯兑服。

服三剂，血止。其夫问病由，余告以房事不节，故阴户肿，嘱长服淡菜炖肉，近闻间有肠红现象。

案3 黄××，女，20岁。

阴户出血，其父知医，作嫁痛论治，不效，遂邀余诊。察脉察色，均无病象，余甚茫然。适其母在旁，密告乃婿以"采阴补阳法"，逼女每晚临睡时，将系丝线之南枣五个，塞入阴户中，待至鸡啼，扯线取枣，乘热吃，自此阴道出血。余闻斯言，殊觉难堪，未便启齿。以其饮食做事皆如常，仅就滴血发烧，认为心阳亢盛，少气蒸血，致令血出。方用：

猪心一个，不破开，不洗血，若心上少血，可将心衬满盆内杀出之血，用纸包，外用泥敷塑完整，入火煨熟，俟闻到香味，取出去泥，将猪心切片，乘热吃下。照服二三次。连吃三个，血止，但阴道发烧如前。余令取杀猪开边时胁下之血（块形更好），至瓦上炕成炭，冷却研末，黄酒冲服二三次。

服后发烧减轻，但其阴肿，未曾告其父，其父促余再拟一方，乃令购十全大补丸，可望痊愈。其父问心血治病，是何理由？我以其女原来无病，乃因枣子塞入阴道，致尿管热迫；不是玉门热迫，是乃心阳亢盛，所以肿而发烧，猪心内之血是心液，故能止血。再用胁下之血，瓦煅为炭，取其能解热，盖以血治血也。至于阴肿用十全大补丸者，因阴肿不独由塞枣而起，且必有房劳之故也。录此以博一笑。

案4 毛××，女，30岁。

阴道经常滴血，但不甚涌，面色惨怛，形焦唇白，脉沉滑无力。问此疾由何起？云常在园地，多受湿气。发病前浑身湿，两足湿，自知将发病矣。问患者有否血块？觉疼痛否？答以均无。余断其气虚而不蒸血，所以点滴而下。处方：

当归三钱　川芎钱半　土炒白术二钱　酒芍钱半　黑姜三钱　炙西党二钱　炙北芪二钱　炙草一钱

并用柳树根晒干研末，入药同煎。

服两剂血止，但阴道流水，于方内加：

泽泻二钱　阿胶二钱　乌梅二个

服四剂，水减少，精神渐好，令续服四剂，水止。但有白色分泌物流出，乃嘱其禁忌房事，除服补中益气丸外，另用白果炖肉吃，遂获全效。

案5 田××，女，50岁。

素日劳动，与其夫同起同落。夫性懦弱，故家务由其主持。其下血不止，因珍惜金钱，不肯就医。及至下血增多，裤裆上苍蝇聚集，自觉难支，抬至我家。六脉散漫不堪，度数不明，浮沉迟数皆不辨，只关部沉细，能应指。舌微红，无滞气，唇色淡红不焦，形容惨白，且现无肾气之黑色。断其劳伤过度，似有脱象，盖劳力又劳心也。

当归二钱　力参二钱　炙草一钱　酒芍三钱　黑附三钱

黑姜二钱　蒲黄炭二钱　地榆二钱　鸡血膏二钱　胎发一团
（皂角水洗布包，入药浓煎）

服四剂，诸情好转。然该妇以药价高昂，遂弃药，亦不复诊。后因建筑房屋不得竣工，加之禾田被涝，心情焦虑，两夜未眠。且坚持劳动，致前恙复发，并觉腰胀。我于原方去蒲黄地榆，加：

白术三钱　熟地三钱　杜仲二钱　续断二钱　四制香附三钱　菟丝子二钱　金钗二钱　伏龙肝一块

服四包，痊愈。后又发生阴中下坠一物，间或流水，令购补中益气丸收效。

（二十）碰经（撞红）

案1　何××，女，30岁。

少腹刺痛，不能起坐，六脉平平，两关见数，舌苔红润，眉际青暗，媚眼看人。问其经汛，只笑不言。其夫代诉，云鲜红有小块，素无停经事，且按期而至。其夫曾稍看医书，问可服桃仁承气汤或生化汤？我未正面回答，乃以"碰经"二字示之，其不解，复问可意？我以俗言"抢红"释之，其妻在床上暗笑，以手指其夫。处方：

海螵蛸四钱　益母草二钱　覆盆子二钱　郁金二钱　荔枝核（炒）二钱　橘核四钱　制乳没各三钱　莲衣（烧存性）二个

服一剂，痛减。于原方去橘核、郁金，防其耗气也。加入：

香附四钱　丝瓜络三钱　瓦楞子二钱　酒白芍二钱

再服两剂，仅微痛，后以建中汤收功。

案2　江××，女，28岁。

平时月经正常。某次经前两日，忽腹痛甚，坐卧不安，喜冷喜按。热手按之，痛如刀割。汗出满头，现尚有血流出。其面色赤而亮，脉数，唇舌均无异常。似此既非瘀积，又非停经，更非气痛。伊夫在旁，顿显惊惶状。我度其因房事而起，盖行房恰碰经头也。方用：

山楂二钱　煅海螵蛸三钱　荔枝核二钱　郁金二钱　香附二钱　台乌钱半　当归二钱　川芎钱半　马鞭草一束

服两剂，痛减。后自食地菜炒肉而愈。

（二十一）阴痒

案1　莫××，女，28岁。

阴挺下脱。其夫问何故致此？是否因房事过度？并云伊淫欲甚炽。余以为阴挺之由，或子脏虚冷，或分娩用力太过，或房劳所致。拟方补中益气汤加味。数剂后，改服杞菊地黄丸而愈。然淫欲仍炽，向我索方，且谓阴痒难受。因思及虫证，嘱每天试用：

鲫鱼一尾重二两，置麻油内炸熟，去头及背上之刺，外裹丝棉纳阴道中。同时，用油煎蛋嗅之。如有虫，当附于丝棉。

后其来信告曰，果有红头虫，为数甚多，阴痒顿愈。

案2 洪××，女，26岁。

阴痒且肿，夜不入睡，面微红而亮，唇色焦赤，舌中心红，脉见弦数，断其肝急，有虫伏阴道，投以龙胆泻肝汤加减：

龙胆草二钱　栀子四个　连翘二钱　西庄二钱　黄连二钱　当归二钱　青蒿二钱　粉草钱半

嘱服四剂，外用蛇床子煎水，先熏后洗，再用桃仁五钱，研成膏，和雄黄末及鸡肝做饼，捻成圆形，用线系之，纳阴道中，如觉有热气，即将纳药抽出，其如上法有效。换方逍遥散：

银胡二钱　黄芩钱半　川芎钱半　当归三钱　生地二钱　丹皮二钱　黄连钱半

再服四剂，亦用蛇床子煎水熏洗，单用鸡肝一叶，转成圆形纳阴中。经此服用，阴痒全止，但精神倦怠，食欲不佳，嗜睡，时有黄水流出，嘱服归脾丸收功。

此是六郁中之火郁，故内服平肝药，外施杀虫法。

（二十二）阴户突出

案 1 李××，女，40 岁。

阴户突出，来所治疗，六脉沉软，关部着骨始见。吃饭做事如常，只是挑担不便，有时流清水，带腥气，夜半间或上升，动则有水下，余知为气血两虚，拟方四物汤加龙骨、牡蛎。服三剂，无什变化。

复诊处方：

熟地四钱　杭芍（生炒各半）四钱　当归二钱　川芎钱半　煅龙骨三钱　煅牡蛎三钱　升麻钱半　金石斛二钱　怀山二钱　覆盆子二钱　菟丝子二钱　莲衣一个

服二剂，据述收效三分之一。自请改服丸药，余嘱补中益气丸、归脾丸各四两，每日清晨开水吞服补中益气丸四十粒，晚间开水吞服归脾丸四十粒。服药二十四天，病减三分之二。后求速效，用黄芪炖鸡，吃二只，即现足肿。邻舍老妇叫用鸡骨烧灰，红糖水调服。据云足肿已消，病亦愈，但仍不能挑担。

案 2 王××，女，25 岁。

身体肥胖，患阴挺。其脉六部俱平，独两寸浮洪无力，未见他病。其夫不在家，好与人说话，懒于劳动。此仅气虚，嘱用：

鲜鲫鱼一尾约八至十二两，剖其腹，洗净，入龙骨、牡蛎各二钱，布包纳鱼腹内，线缝鱼腹，外以湿纸包裹，放火煨熟，待闻香气取出，去腹中药，食鱼。如嫌味淡，可以酱油蘸食。

食过两尾，有效。嘱再食鱼，并购服补中益气丸半斤，每日清晨盐汤调下五十粒，以此痊愈。

（二十三）交感出血

案1 韩××，女，33岁。

每当性交时，阴道出血，害羞，不愿告人，亦不请医治疗。其夫至我家，以性交时阴道出血见问。余告其试用莲子清心饮，他恍然而悟（他是我同学，亦知医）。连服三剂，据述有效。余嘱于方内加：

灯草灰—团　伏龙肝—块

同煎服，数剂而愈。

莲子清心饮：

莲心二钱　柏子仁—钱　枣仁二钱　竹叶二钱　连翘心二钱　原寸冬二钱　远志二钱　玉竹二钱　生地二钱　郁金二钱　伏龙肝五钱　灯心（烧存性）一团

案2 涂××，女，26岁。

每遇性交，必出血。其人面黑形焦，骨露毛稀，目有红丝，舌中红亮，唇红而焦，声高刮耳。脉浮数无力，一般都是气不护神。问其经汛如何，云小孩三岁，尚未脱乳。余见其小孩骨瘦如柴，断其性交时，定以乳纳儿口，所以母子都是形焦骨露，似此血海枯焦，碍难处方。但言明必须节欲。一切补品放开不用，专以养胃为是。因此妇心阳亢甚，血海干枯，胃津被灼，乃致交感出血。由于心阳外越，将有神昏颠倒之虑。开方：

茅根八钱　梨皮一摑　冬瓜子三钱　鲜生地二钱　芦根三钱　甘蔗汁一杯　莲子心二钱　百合二钱　柏子仁二钱　枣仁二钱　朱茯神二钱　益元散二钱　灯心一团

日服一包，连服一星期后，可到医院住一月，免生房劳妄念。

其住院二十一天，归后五日，复发前恙，并叫尿道痛，其夫亦叫腰痛，其子消渴不止，渐成龟背，以致不治。该妇出院后不吃药，常在地下睡。我以为心阳亢盛，稍有不慎，即成煎厥。

（二十四）室女阴痛

×××，女，21岁。

常患阴道肿痛，夜睡不安，隐曲不能言。其母得知病情，同至江桥诊所，察脉弦紧，关数不应寸尺两部，知有水湿溢出，梦后挟郁也。回忆医案中有嫁痛一例，因不如所愿，手擦成痛或肿者。断其肝火旺，宜解郁泻火，拟方龙胆泻肝汤。

服两剂，夜睡能安。改方：

莲子心二钱　枣仁二钱　茯神二钱　女贞子二钱　生地二钱　菟丝子二钱　苁蓉二钱　龙胆草二钱　栀仁二钱　桑螵蛸三钱　草薢（盐水炒）二钱　川柏（盐水炒）二钱

服两剂，肿消，但仍痛。嘱其停药，改用猪肝塞入阴户，遂愈。

（二十五）室女腹痛

徐××，女，20岁。

腹痛年余，曾服中西药不效。其父亦系中医，一日找我谈女病，云此女十七岁时曾来月经，至今停经三年，问我是否可服生化汤？我未便作答，仅"居经"二字说明有隔两年再来者，有隔三年再来者，乃由血海不充，不能营养冲任，所以居经不来，一似乳部发达后，经可再来。至于生化汤，宜细审慎之。

其归家，即偕女来诊。此女面色红润，下颏青暗，脉皆沉紧，断其肝系抑郁，非一类相从不可。书云"诸痛皆属于肝"，若用气药，必燥肝。若概用温中药，似无中寒，不如用獭肝散，以肝治肝。其问一味药方可否治病？我以奇方释之。遂依法购服，稍验。但其用獭肝，系炖服者。余以为必须将肝置瓦上煅燥研末，酒调服。其照余法，果效。

后嘱其购羊肉炖烂吃，亦见效。二日后再来，云痛已止。但有反胃现象，我以为胆有寒，令以：

竹茹钱半　枳实一钱

煎水服。再服香砂六君子丸，遂痊愈。

（二十六）尿闭

黄××，女，40岁。

五六日小便不通，胀烦殊甚，经导尿服药，稍得缓解。然不久依旧作胀，日夜叫喊不安，余再三审度，认系转胞。后因患者以手摸少腹，闻有响声，断其膀胱有水，不是转胞。乃叫其用：

田螺十个，连壳捣烂，再用葱白和捣成饼，放火上烘热，敷脐上，以两饼交换敷，冷则易之。未几，该妇云喉内觉有葱味，又急于服药，拟方：

冬葵子三钱　通草二钱　肉桂一钱　炙桑螵蛸十个　蚕沙二钱　海金沙二钱半　苁蓉二钱　益元散三钱　香附二钱台乌钱半　草薢二钱

服一剂，稍见舒服。另日清早，小便少许，且尿意频数，但屙不出来。于方内加补中益气丸，用药汤吞服四十丸，相辅而行，服药兼调理达半月，痊愈而归。

四、儿科

（一）疳积变症

裘××，男，12岁。

患疳积，服驱虫药不效。复兼下消（糖尿病），身体羸瘦，予亲携其至南昌江镜清先生处治疗。江先生嘱先用"田螺蒸水酒，（每日田螺五十个，前一日用清水浸去泥），服汤三碗，如是者半月，更服肾气丸痊愈。

（二）伤食厥冷

×××，男，3岁。

突然声哑，不省人事，面青肢厥。医者针刺其手足指尖，又打灯火，俱未见起色。

据说此孩曾食冷粉冷猪头肉等，断此厥逆，必由伤食冷腻物而起，即以烧盐探吐法试之（以食盐五钱，置菜刀上用火烧红，乘热淬入温水内，服下）。

未及十分钟，所食之物一齐吐出。是孩面色转微红，四肢渐温。但仍未出声，后服保和丸痊愈。

（三）小儿盘肠气

×××，男，10岁。

盘肠气痛，儿母索方，乃以：

大茴香钱半　胡芦巴一钱　吴萸一钱　川楝子一钱　巴戟肉一钱

共研末，米糊为丸，空心服二十粒（如胡椒大）。儿服此丸，盘肠气告痊。